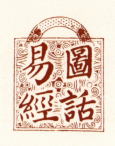

图话《易经》

中医师承学堂·中医人必读国学经典

龙若飞 编著
同有三和 书系主编

全国百佳图书出版单位
中国中医药出版社
·北京·

图书在版编目（CIP）数据

图话《易经》/ 龙若飞编著 . — 北京：中国中医药出版社，2023.2

（中医师承学堂 . 中医人必读国学经典）

ISBN 978-7-5132-7920-8

Ⅰ . ①图… Ⅱ . ①龙… Ⅲ . ①《周易》- 研究
Ⅳ . ① B221.5

中国版本图书馆 CIP 数据核字 (2022) 第 218091 号

中国中医药出版社出版
北京经济技术开发区科创十三街 31 号院二区 8 号楼
邮政编码　100176
传真　010-64405721
北京联兴盛业印刷股份有限公司印刷
各地新华书店经销

开本 710×1000　1/16　印张 18.25　字数 68 千字
2023 年 2 月第 1 版　　2023 年 2 月第 1 次印刷
书号　ISBN 978 – 7 – 5132 – 7920 – 8
定价　128.00 元
网址　www.cptcm.com

服 务 热 线　010-64405510
购 书 热 线　010-89535836
维 权 打 假　010-64405753

微信服务号　zgzyycbs
微商城网址　https://kdt.im/LIdUGr
官方微博　http://e.weibo.com/cptcm
天猫旗舰店网址　https://zgzyycbs.tmall.com

如有印装质量问题请与本社出版部联系（010-64405510）
版权专有　侵权必究

凡例

1. 本书分作"易上经""易下经"和"易传"三部分。正文文字主要参考来知德《周易集注》、王夫之《船山易传》、朱熹《周易本义》,并综合《十三经注疏》之《周易正义》。

2. 本书采用插图,分为两个部分:一是历代跟《易经》有关的经籍和刻本插图,如《七经图》《程氏墨苑》等;二是历代一些以《易经》内容为题材的书画。

3. 本书最后配有南宋大儒朱熹亲笔所书《系辞传》部分大字书法,可让读者领会先贤书写此篇时所寄予的深意。

4. 本书注音主要依据《汉语大字典》(崇文书局、四川辞书出版社,1999年袖珍本第二版),个别字注音和繁简字使用与通行本有分歧者,以《汉语大字典》为准。

5. 本书有阙漏、讹误者,尚祈方家惠予指正,并俟来日补苴罅漏。

策划人语

每个中医人，都应该诵读的国学经典

每个中医人，在"中医四大经典"之外，都应该有一套自己的"国学必读经典"。

无论是儒家经典《论语》《孟子》《大学》《中庸》，释家经典《心经》《金刚经》《六祖坛经》，道家经典《道德经》《庄子》，还是"不知易不足以言太医"的《周易》等，都是陪伴中医人成长的良师挚友。

经典诵读，不但能够让人"格物、致知、诚意、正心"，更能让人"止于至善，知止而后有定"，三学（戒定慧）成就，三慧（闻思修）顿开，乃至于"修身、齐家、治国、平天下"。

作为中医出版人，我们曾策划出版《中医经典大字诵读版》，深受广大读者欢迎。

作为每个中医人的经典读物，"中医人必读国学经典"系列同样应该成为每个中医人的必读书目，成为手不释卷的枕边书。

正如每个人都有不同视角的《伤寒论》，从不同视角诵读国学经典，能够读出不同的味道。

所以，我们除了为国学经典的难读字词标注拼音，以方便进行原文诵读之外，不做过多注释和翻译（读者若需查找详细释义，通过网络和图书资料，非常容易找到诸多注释和翻译版本）。

我们特邀知名中医专家精选了这套"中医人必读国学经典"书目。这些经典，都为他们成为中医领域的佼佼者提供了直接的精神滋养。同时，为了让读者诵读更加舒适、惬意，我们特意邀请知名设计机构"今亮后声"为国学经典提供精美的插图与设计。

诵读国学经典，让经典的光芒照耀我们每个人的心灵。

刘观涛

2023 年 1 月 1 日

卦	名称	页码
䷐	随卦第十七	060
䷑	蛊卦第十八	062
䷒	临卦第十九	066
䷓	观卦第二十	068
䷔	噬嗑卦第二十一	070
䷕	贲卦第二十二	072
䷖	剥卦第二十三	078
䷗	复卦第二十四	080
䷘	无妄卦第二十五	082
䷙	大畜卦第二十六	086
䷚	颐卦第二十七	090
䷛	大过卦第二十八	092
䷜	坎卦第二十九	094
䷝	离卦第三十	098

易上經

易上经 001

乾卦第一 004
坤卦第二 016
屯卦第三 022
蒙卦第四 024
需卦第五 028
讼卦第六 030
师卦第七 032

比卦第八 034
小畜卦第九 038
履卦第十 040
泰卦第十一 042
否卦第十二 046
同人卦第十三 050
大有卦第十四 052
谦卦第十五 054
豫卦第十六 058

卦	名	页码
䷮	困卦第四十七	142
䷯	井卦第四十八	146
䷰	革卦第四十九	148
䷱	鼎卦第五十	152
䷲	震卦第五十一	154
䷳	艮卦第五十二	158
䷴	渐卦第五十三	160
䷵	归妹卦第五十四	164
䷶	丰卦第五十五	166
䷷	旅卦第五十六	168
䷸	巽卦第五十七	170
䷹	兑卦第五十八	174
䷺	涣卦第五十九	176
䷻	节卦第六十	178
䷼	中孚卦第六十一	180
䷽	小过卦第六十二	184
䷾	既济卦第六十三	186
䷿	未济卦第六十四	188

易下經

咸卦第三十一	102
恒卦第三十二	104
遯卦第三十三	106
大壯卦第三十四	109
晉卦第三十五	112
明夷卦第三十六	114
家人卦第三十七	116
睽卦第三十八	120
蹇卦第三十九	122
解卦第四十	124
損卦第四十一	128
益卦第四十二	130
夬卦第四十三	132
姤卦第四十四	136
萃卦第四十五	138
升卦第四十六	140

雜卦傳	序卦傳	說卦傳	繫辭下傳	繫辭上傳
杂卦传	序卦传	说卦传	系辞下传	系辞上传
261	253	237	217	191

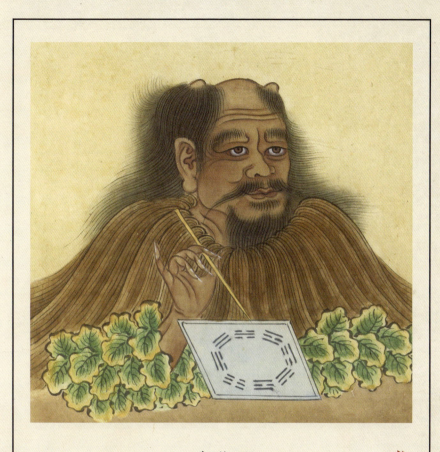

伏羲氏

太昊伏羲氏风姓代燧人氏继天而立母名华胥居于华胥之渚生帝于成纪蛇身人首都宛丘帝德合上下天应以鸟兽文章地应以河图洛书始画八卦通神明之德类万物之情造书契以代结绳之政上古男女无别帝始制嫁娶以俪皮为礼正姓氏通媒妁以龙纪官政化大治做桐为琴绳桑为瑟修身理性反其天真始作网罟教民佃渔养六畜以克庖厨且以为牺牲享神祇故又曰庖羲氏在位一百一十五年

清·佚名《历代帝王圣贤名臣大儒遗像》

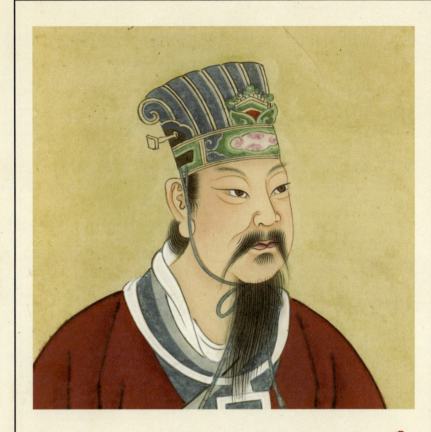

周文王

姓姬名昌黃帝之商后稷之後父季歷娶太姙
生王有聖德嗣王季位發政施仁必先鰥寡孤獨
殷紂時被崇侯虎譖囚於羑里乃取伏羲六十四
卦次序而演之作易以垂後世虞芮爭田之事入
闐之歸者四十餘國獻西洛地請除炮烙之刑許之賜
弓鉞得專征伐退而修德行善諸侯多叛紂歸西伯
享國五十年受命九年壽九十七歲

清·佚名《歷代帝王聖賢名臣大儒遺像》

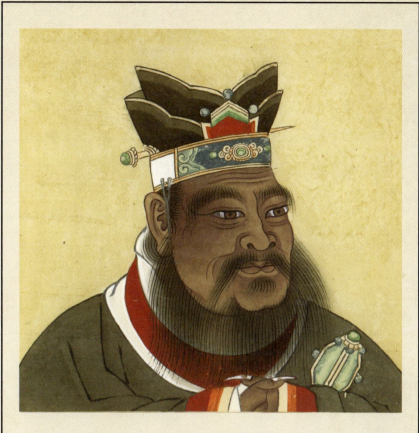

清·佚名《历代帝王圣贤名臣大儒遗像》

孔子

姓孔名丘字仲尼黄帝之後四世孫契二十二世至成湯三十六世至微子微子十四世至叔梁紇而生孔子於周靈王二十一年庚戌十一月庚子生於魯昌平鄉郰邑母顏氏生有異質凡四十九表身長九尺六寸胷大十圍四十九歲為中都宰五十一歲為司寇攝行相事而誅亂政大夫少正卯偏歷陳蔡宋鄭魏楚諸侯之國莫能用之反於魯序書刪詩定禮樂贊周易修春秋弟子三千長於六藝者七十二人年七十三歲卒

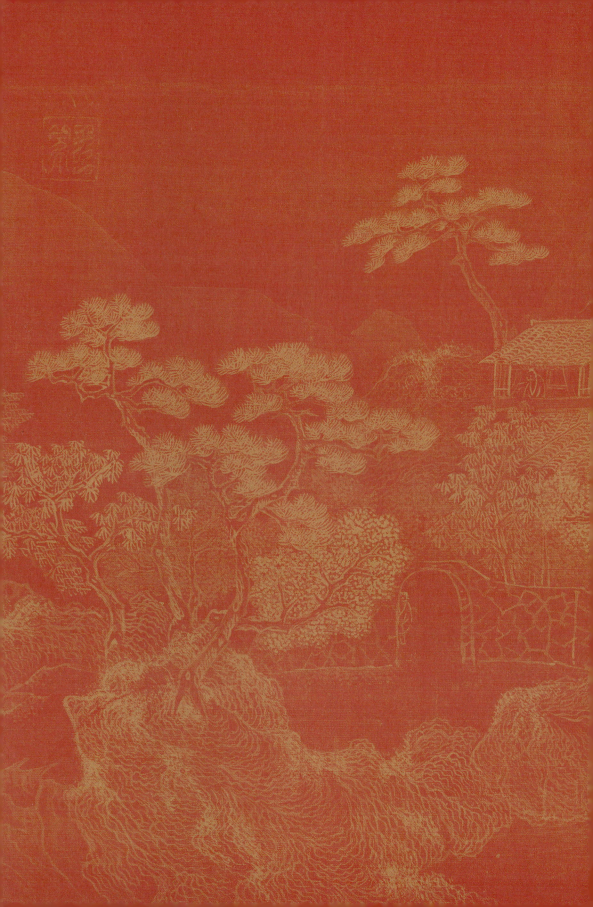

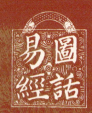

易上經

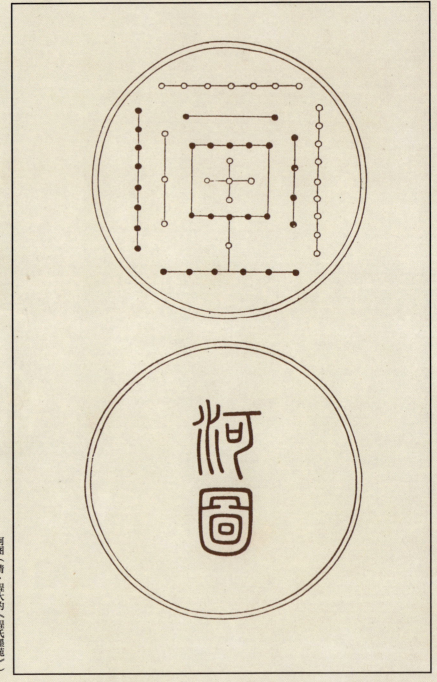

河图（清·程大约《程氏墨苑》）

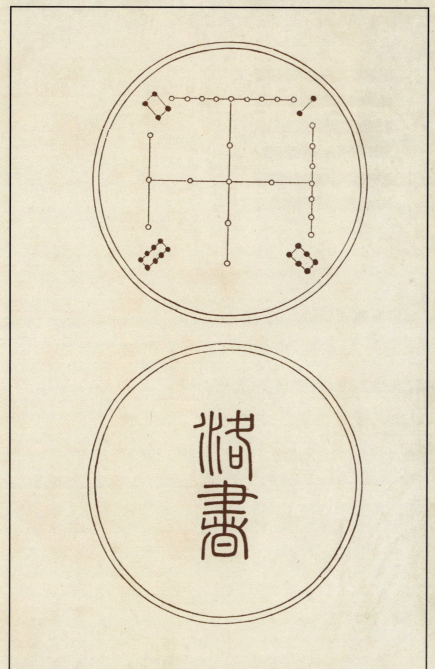

洛书(清·程大约《程氏墨苑》)

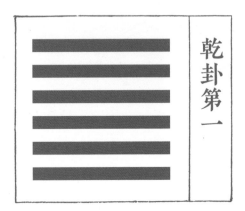

乾。元亨利贞。

《彖(tuàn)》曰：大哉乾元，万物资始，乃统天。云行雨施，品物流形。大明终始，六位时成，时乘六龙以御天。乾道变化，各正性命。保合太和，乃利贞。首出庶物，万国咸宁。

《象》曰：天行健，君子以自强不息。

初九。潜龙勿用。

《象》曰：潜龙勿用，阳在下也。

九二。见（同"现"）龙在田，利见大人。

《象》曰：见龙在田，德施普也。

九三。君子终日乾乾，夕惕若，厉，无咎。

《象》曰：终日乾乾，反复道也。

九四。或跃在渊，无咎。

《象》曰：或跃在渊，进无咎也。

九五。飞龙在天，利见大人。

《象》曰：飞龙在天，大人造也。

上九。亢龙有悔。

《象》曰：亢龙有悔，盈不可久也。

用九。见群龙无首，吉。

《象》曰：用九，天德不可为首也。

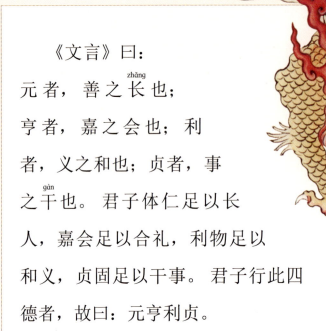

《文言》曰:

元者,善之长也;亨者,嘉之会也;利者,义之和也;贞者,事之干也。君子体仁足以长人,嘉会足以合礼,利物足以和义,贞固足以干事。君子行此四德者,故曰:元亨利贞。

初九曰"潜龙勿用"。何谓也?子曰:"龙德而隐者也,不易乎世,不成乎名,遁世无闷,不见是而无闷。乐则行之,忧则违之,确乎其不可拔,潜龙也。"

九二曰"见龙在田,利见大人"。何谓也?子曰:"龙德而正中者也。庸言之信,庸行之谨。闲邪存其诚,善世而不伐,德博而化。《易》曰:'见龙在田,利见大人。'君德也。"

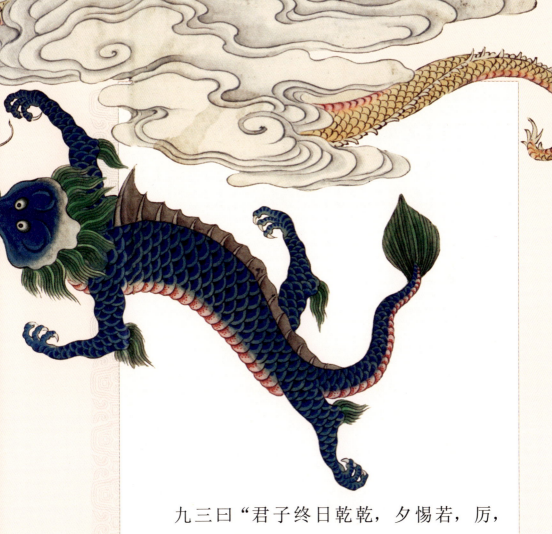

九三曰"君子终日乾乾，夕惕若，厉，无咎"。何谓也？子曰："君子进德修业。忠信，所以进德也；修辞立其诚，所以居业也。知至至之，可与几(jī)也；知终终之，可与存义也。是故居上位而不骄，在下位而不忧。乾乾因其时而惕，虽危无咎矣。"

九四曰"或跃在渊，无咎"。何谓也？子

曰："上下无常，非为邪也；进退无恒，非离群也。君子进德修业，欲及时也，故无咎。"

九五曰"飞龙在天，利见大人"。何谓也？子曰："同声相应，同气相求。水流湿，火就燥；云从龙，风从虎。圣人作而万物睹。本乎天者亲上，本乎地者亲下，则各从其类也。"

上九"亢龙有悔"。何谓也？子曰："贵而无位，高而无民，贤人在下位而无辅，是以动而有悔也。"

潜龙勿用，下也。见龙在田，时舍(shè)也。终日乾乾，行事也。或跃在渊，自试也。飞龙在天，上治也。亢龙有悔，穷之灾也。乾元用九，天下治也。

潜龙勿用，阳气潜藏。见龙在田，天下文明。终日乾乾，与时偕(xié)行。或跃在渊，乾

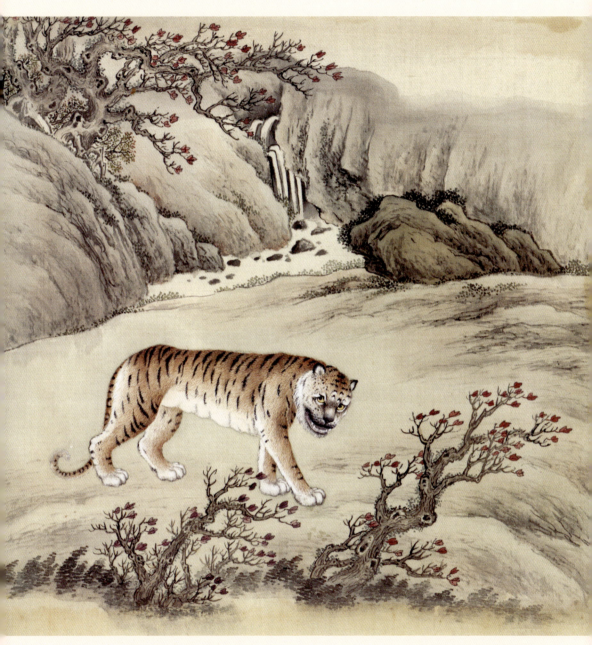

风从虎（清·佚名《清宫兽谱·虎》）

道乃革。飞龙在天，乃位乎天德。亢龙有悔，与时偕极。乾元用九，乃见天则。

乾元者，始而亨者也；利贞者，性情也。乾始，能以美利利天下，不言所利，大矣哉！大哉乾乎！刚健中正，纯粹精也；六爻发挥，旁通情也。时乘六龙，以御天也；云行雨施，天下平也。

君子以成德为行，日可见之行也。潜之为言也，隐而未见，行而未成，是以君子弗用也。

君子学以聚之，问以辨之，宽以居之，仁以行之。《易》曰："见龙在田，利见大人。"君德也。

九三重刚而不中，上不在天，下不在田。故乾乾因其时而惕，虽危无咎矣。

九四重刚而不中，上不在天，下不在田，

中不在人，故或（同"惑"）之。或之者，疑之也，故无咎。

夫大人者，与天地合其德，与日月合其明，与四时合其序，与鬼神合其吉凶。先天而天弗违，后天而奉天时。天且弗违，而况于人乎？况于鬼神乎？

亢之为言也，知进而不知退，知存而不知亡，知得而不知丧。其唯圣人乎？知进退存亡而不失其正者，其唯圣人乎？

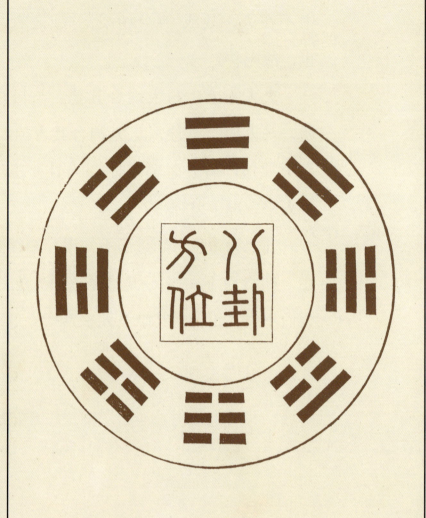

伏羲八卦图（清·程大约《程氏墨苑》）

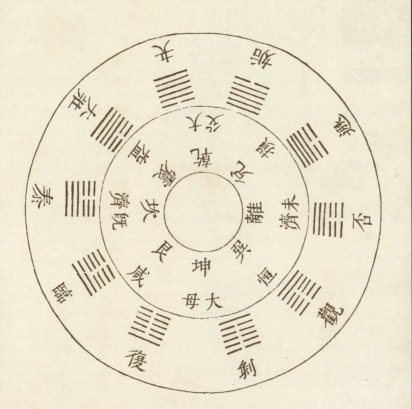

乾坤大父母卦图（明·吴继仕《七经图》）

乾一变姤，二变遯，三变否，至五变为剥而止。物不可以终尽，剥穷上反下，故受之以复。

坤一变复，二变临，三变泰，至五变为夬而止，夬必有遇，故受之以姤。

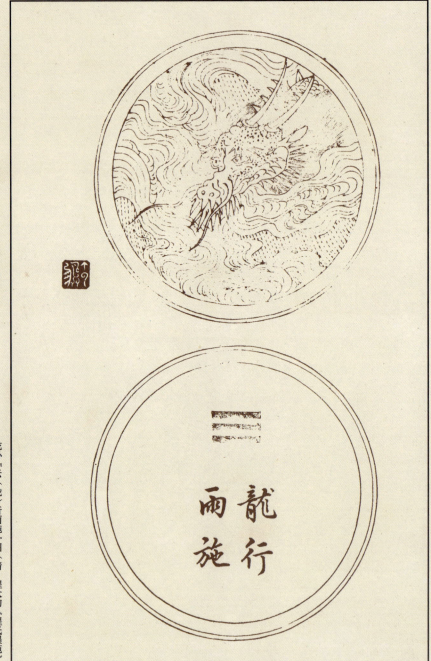

乾卦「云(龙)行雨施」图(清·程大约《程氏墨苑》)

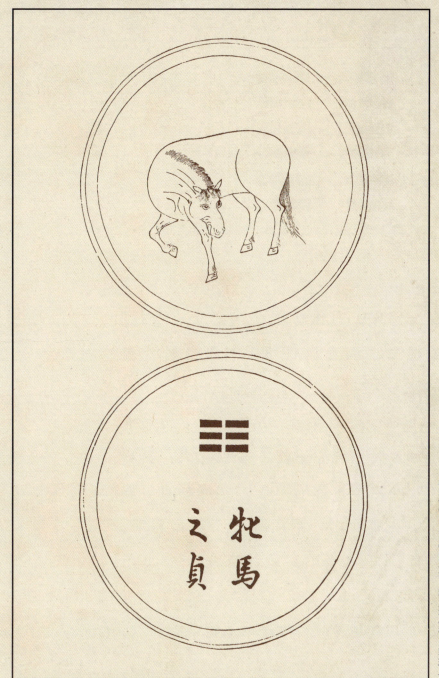

坤卦『牝马之贞』图（清·程大约《程氏墨苑》）

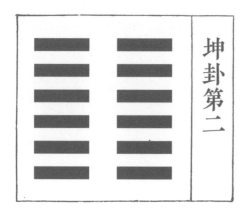

坤。元亨，利牝马之贞。君子有攸往，先迷后得主。利西南得朋，东北丧朋。安贞吉。

《彖》曰：至哉坤元，万物资生，乃顺承天。坤厚载物，德合无疆。含弘光大，品物咸亨。牝马地类，行地无疆。柔顺利贞，君子攸行。先迷失道，后顺得常。西南得朋，乃与类行。东北丧朋，乃终有庆。安贞之吉，应地无疆。

《象》曰：地势坤，君子以厚德载物。

初六。履霜,坚冰至。

《象》曰:履霜坚冰,阴始凝也;驯致其道,至坚冰也。

六二。直方大,不习,无不利。

《象》曰:六二之动,直以方也;不习无不利,地道光也。

六三。含章可贞。或从王事,无成有终。

《象》曰:含章可贞,以时发也;或从王事,知(zhi)(同"智")光大也。

六四。括囊(náng),无咎无誉。

《象》曰:括囊无咎,慎不害也。

六五。黄裳(cháng),元吉。

《象》曰:黄裳元吉,文在中也。

上六。龙战于野,其血玄黄。

《象》曰:龙战于野,其道穷也。

用六。利永贞。

《象》曰:用六永贞,以大终也。

《文言》曰：坤，至柔而动也刚，至静而德方，后得主而有常，含万物而化光。坤道其顺乎！承天而时行。

积善之家，必有余庆；积不善之家，必有余殃。臣弑(shi)其君，子弑其父，非一朝一夕之故，其所由来者渐矣，由辨之不早辨也。《易》曰："履霜，坚冰至。"盖言顺也。

直其正也，方其义也。君子敬以直内，义以方外，敬义立而德不孤。直、方、大，不习无不利，则不疑其所行也。

阴虽有美，含之，以从王事，弗敢成也。地道也，妻道也，臣道也。地道无成而代有终也。

天地变化，草木蕃(fán)；天地闭，贤人隐。《易》曰"括囊，无咎无誉"，盖言谨也。

君子黄中通理，正位居体。美在其中，而畅于四支（同"肢"），发于事业，美之至也！

阴疑于阳必战，为其嫌于无阳也，故称龙焉。犹未离其类也，故称血焉。夫玄黄者，天地之杂也，天玄而地黄。

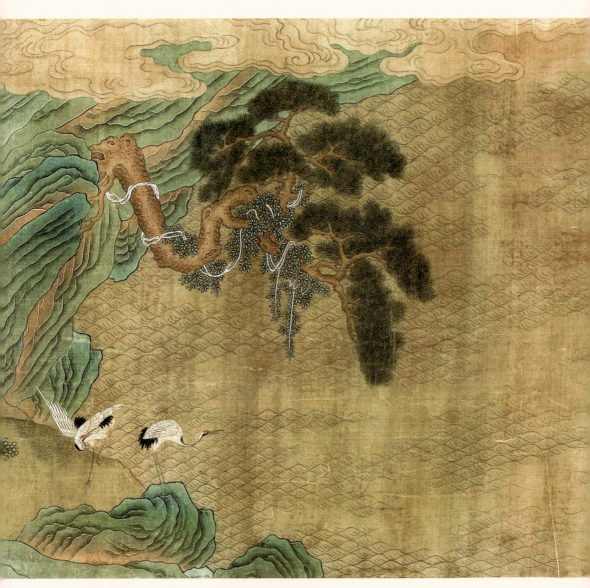

"天地闭,贤人隐"(南宋·刘松年《渭水飞熊图》局部"文王访姜太公")

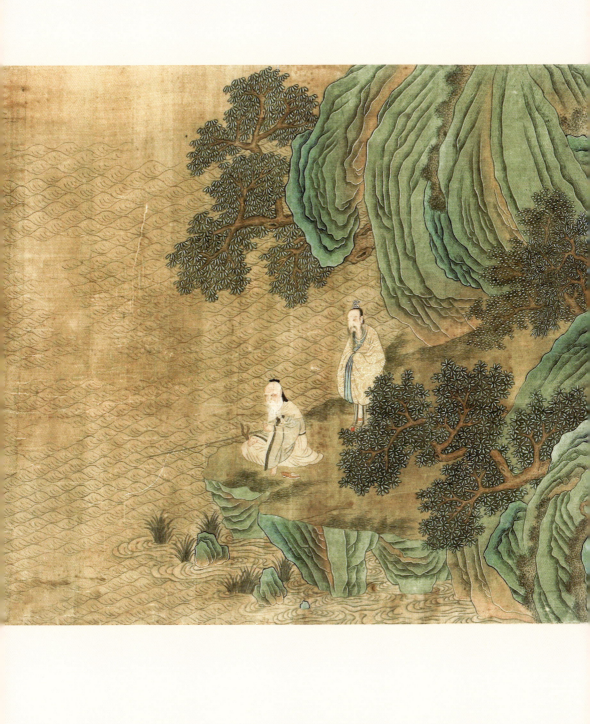

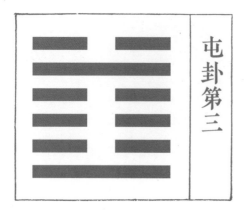

屯卦第三

屯(zhūn)。元亨利贞，勿用有攸往，利建侯。

《彖》曰：屯，刚柔始交而难(nàn)生。动乎险中，大亨贞。雷雨之动满盈，天造草昧(mèi)，宜建侯而不宁(níng)。

《象》曰：云雷，屯。君子以经纶(lún)。

初九。磐桓（pánhuán），利居贞，利建侯。

《象》曰：虽磐桓，志行正也；以贵下贱，大得民也。

六二。屯如邅（zhān）如，乘马班如。匪（同"非"）寇，婚媾（gòu）。女子贞不字，十年乃字。

《象》曰：六二之难（nàn），乘刚也；十年乃字，反（同"返"）常也。

六三。即鹿无虞（yú），惟入于林中。君子几（jī），不如舍（shě）。往吝。

《象》曰：即鹿无虞，以从禽也；君子舍之，往吝穷也。

六四。乘马班（pán）（同"般"）如，求婚媾，往吉，无不利。

《象》曰：求而往，明也。

九五。屯其膏，小贞吉，大贞凶。

《象》曰：屯其膏，施未光也。

上六。乘马班（pán）如，泣血涟如。

《象》曰：泣血涟如，何可长也？

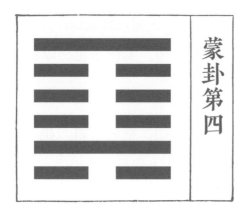

蒙。亨。匪（同"非"）我求童蒙，童蒙求我。初筮(shì)告，再三渎(dú)，渎则不告。利贞。

《彖》曰：蒙，山下有险，险而止，蒙。蒙亨，以亨行时中也。匪（同"非"）我求童蒙，童蒙求我，志应也。初筮告，以刚中也。再三渎，渎则不告，渎蒙也。蒙以养正，圣功也。

《象》曰：山下出泉，蒙。君子以果行育德。

初六。发蒙,利用刑(同"型")人,用说(同"脱")桎梏。以往,吝。

《象》曰:利用刑人,以正法也。

九二。包蒙,吉。纳妇,吉。子克家。

《象》曰:子克家,刚柔接也。

六三。勿用取女,见金夫,不有躬,无攸利。

《象》曰:勿用取女,行不顺也。

六四。困蒙,吝。

《象》曰:困蒙之吝,独远实也。

六五。童蒙,吉。

《象》曰:童蒙之吉,顺以巽也。

上九。击蒙,不利为寇,利御寇。

《象》曰:利用御寇,上下顺也。

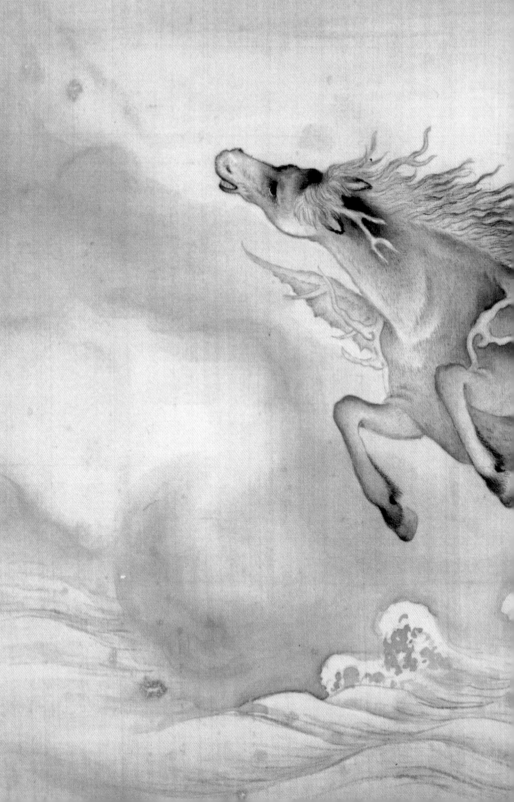

龙马负图出黄河（清·佚名《清宫兽谱》）

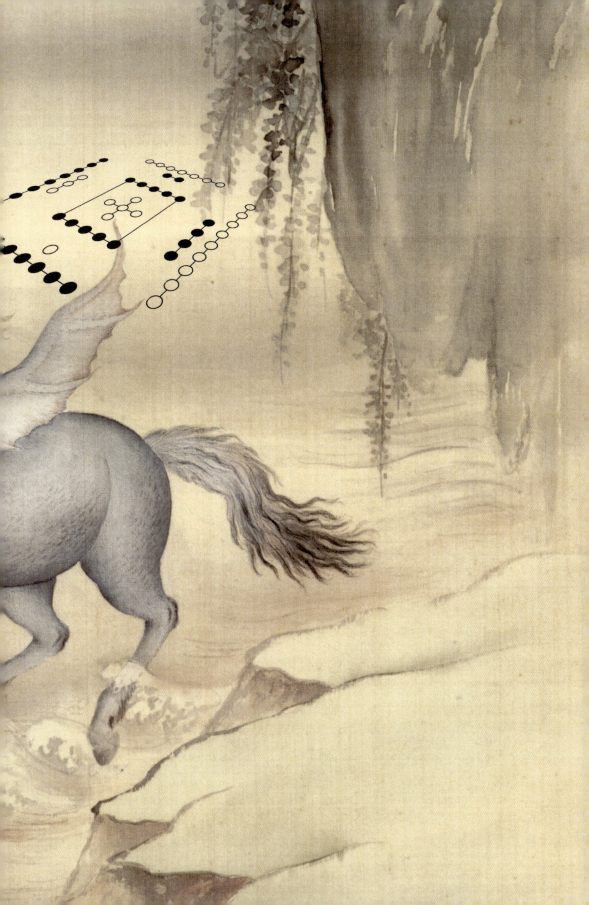

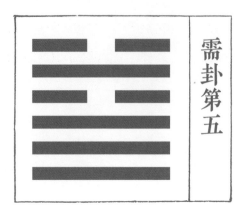

需。有孚，光亨，贞吉，利涉大川。

《彖》曰：需，须也，险在前也。刚健而不陷其义，不困穷矣。需，有孚，光亨，贞吉，位乎天位，以正中也。利涉大川，往有功也。

《象》曰：云上于天，需。君子以饮食宴乐。

初九。需于郊，利用恒，无咎。

《象》曰：需于郊，不犯难(nàn)行也；利用恒无咎，未失常也。

九二。需于沙，小有言，终吉。

《象》曰：需于沙，衍(yǎn)在中也；虽小有言，以终吉也。

九三。需于泥，致寇至。

《象》曰：需于泥，灾在外也；自我致寇，敬慎不败也。

六四。需于血，出自穴。

《象》曰：需于血，顺以听也。

九五。需于酒食，贞吉。

《象》曰：酒食贞吉，以中正也。

上六。入于穴，有不速之客三人来，敬之终吉。

《象》曰：不速之客来，敬之终吉；虽不当位，未大失也。

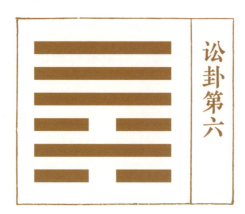

讼。有孚,窒(zhi)惕,中吉,终凶。利见大人,不利涉大川。

《彖》曰:讼,上刚下险,险而健,讼。讼,有孚,窒惕,中吉,刚来而得中也;终凶,讼不可成也。利见大人,尚中正也。不利涉大川,入于渊也。

《象》曰:天与水违行,讼。君子以作事谋始。

初六。不永所事,小有言,终吉。

《象》曰:不永所事,讼不可长也;虽小有言,其辩明也。

九二。不克讼,归而逋(bū),其邑人三百户,无眚(shěng)。

《象》曰:不克讼,归逋窜也;自下讼上,患至掇(duō)也。

六三。食旧德,贞厉,终吉。或从王事,无成。

《象》曰:食旧德,从上吉也。

九四。不克讼,复即命,渝(yú),安贞,吉。

《象》曰:复即命,渝,安贞,不失也。

九五。讼,元吉。

《象》曰:讼元吉,以中正也。

上九。或锡(同"赐")(cì)之鞶(pán)带,终朝三褫(chǐ)之。

《象》曰:以讼受服,亦不足敬也。

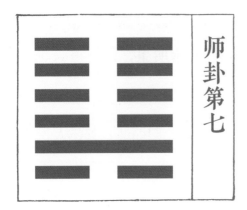

师。贞，丈人吉，无咎。

《彖》曰：师，众也；贞，正也。能以众正，可以王(wàng)矣。刚中而应，行险而顺，以此毒天下，而民从之，吉又何咎矣！

《象》曰：地中有水，师。君子以容民畜(xù)众。

初六。 师出以律，否臧(pǐ zāng)，凶。

《象》曰：师出以律，失律凶也。

九二。 在师中，吉，无咎，王三锡（同"赐"）命。

《象》曰：在师中吉，承天宠也；王三锡命，怀万邦也。

六三。 师或舆(yú)尸，凶。

《象》曰：师或舆尸，大无功也。

六四。 师左次，无咎。

《象》曰：左次无咎，未失常也。

六五。 田有禽，利执言，无咎。长子帅师，弟子舆尸，贞凶。

《象》曰：长子帅师，以中行也；弟子舆尸，使不当也。

上六。 大君有命，开国承家，小人勿用。

《象》曰：大君有命，以正功也；小人勿用，必乱邦也。

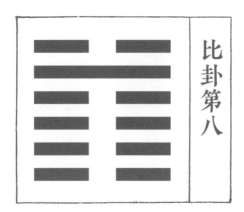

比。吉。原筮，元永贞，无咎。不宁方来，后夫凶。

《彖》曰：比，吉也；比，辅也，下顺从也。原筮，元永贞，无咎，以刚中也。不宁方来，上下应也。后夫凶，其道穷也。

《象》曰：地上有水，比。先王以建万国，亲诸侯。

初六。有孚比之，无咎。有孚盈缶，终来有他吉。

《象》曰：比之初六，有他吉也。

六二。比之自内，贞吉。

《象》曰：比之自内，不自失也。

六三。比之匪（同"非"）人。

《象》曰：比之匪人，不亦伤乎？

六四。外比之，贞吉。

《象》曰：外比于贤，以从上也。

九五。显比，王用三驱，失前禽，邑人不诫，吉。

《象》曰：显比之吉，位正中也；舍逆取顺，失前禽也；邑人不诫，上使中也。

上六。比之无首，凶。

《象》曰：比之无首，无所终也。

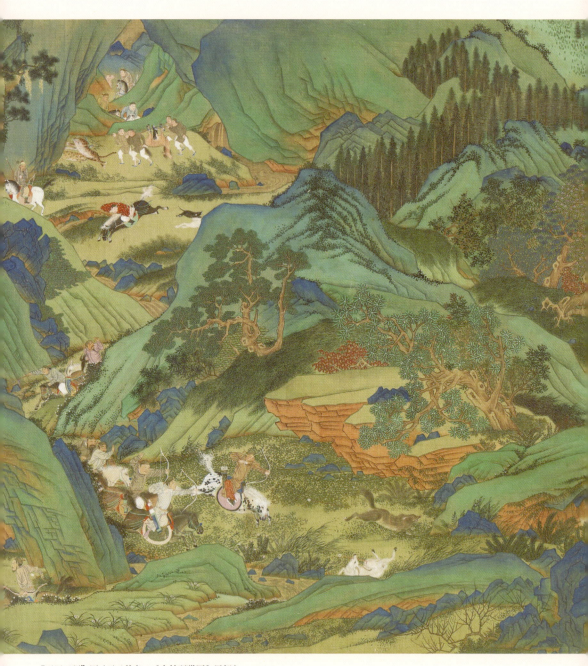

"王用三驱"图(元·佚名·《上林羽猎图》局部)

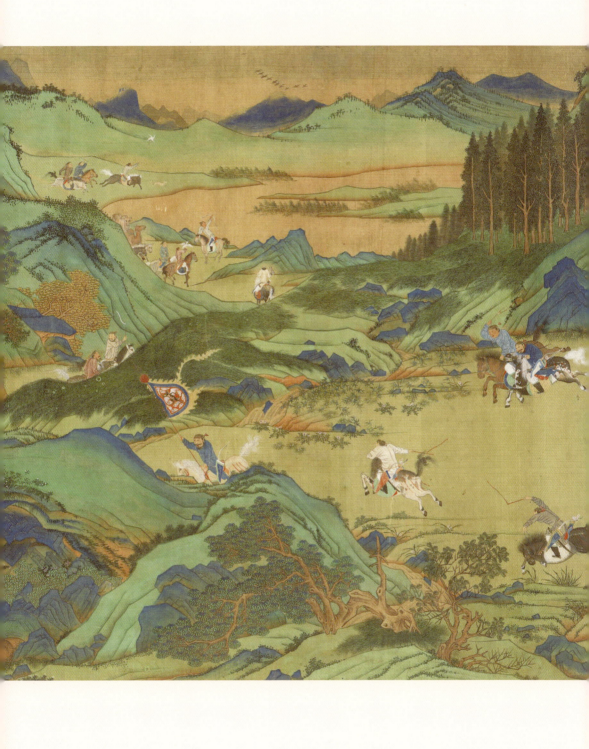

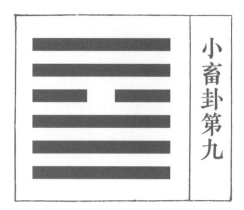

小畜。亨。密云不雨，自我西郊。

《彖》曰：小畜，柔得位而上下应之，曰小畜。健而巽，刚中而志行，乃亨。密云不雨，尚往也。自我西郊，施未行也。

《象》曰：风行天上，小畜。君子以懿文德。

初九。复自道,何(同"荷")其咎,吉。

《象》曰:复自道,其义吉也。

九二。牵复,吉。

《象》曰:牵复在中,亦不自失也。

九三。舆说(同"脱")輹,夫妻反目。

《象》曰:夫妻反目,不能正室也。

六四。有孚,血去惕出,无咎。

《象》曰:有孚惕出,上合志也。

九五。有孚挛如,富以其邻。

《象》曰:有孚挛如,不独富也。

上九。既雨既处,尚德载。妇贞厉,月几望,君子征凶。

《象》曰:既雨既处,德积载也;君子征凶,有所疑也。

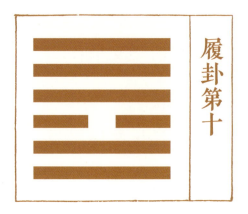

履卦第十

履虎尾，不咥人，亨。
_{lǚ} _{dié}

《彖》曰：履，柔履刚也。说（同"悦"）而应乎乾，是以履虎尾，不咥人，亨。刚正中，履帝位而不疚，光明也。

《象》曰：上天下泽，履。君子以辩上下，定民志。

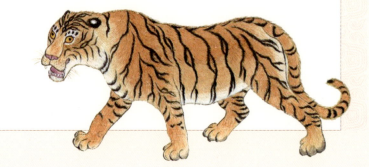

初九。素履，往无咎。

《象》曰：素履之往，独行愿也。

九二。履道坦坦，幽人贞吉。

《象》曰：幽人贞吉，中不自乱也。

六三。眇(miǎo)能视，跛能履，履虎尾，咥人，凶。武人为于大君。

《象》曰：眇能视，不足以有明也；跛能履，不足以与行也；咥人之凶，位不当也；武人为于大君，志刚也。

九四。履虎尾，愬(shuò)愬，终吉。

《象》曰：愬愬终吉，志行也。

九五。夬(guài)履，贞厉。

《象》曰：夬履贞厉，位正当也。

上九。视履考祥，其旋元吉。

《象》曰：元吉在上，大有庆也。

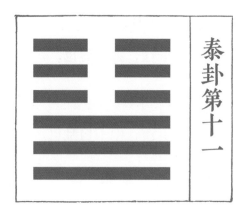

泰。小往大来，吉，亨。

《彖》曰：泰，小往大来，吉，亨，则是天地交而万物通也，上下交而其志同也。内阳而外阴，内健而外顺。内君子而外小人，君子道长，小人道消也。

《象》曰：天地交，泰。后以财（同"裁"）成天地之道，辅相天地之宜，以左右民。

初九。拔茅茹,以其汇,征吉。

《象》曰:拔茅征吉,志在外也。

九二。包荒,用冯河;不遐遗,朋亡,得尚于中行。

《象》曰:包荒,得尚于中行,以光大也。

九三。无平不陂,无往不复。艰贞,无咎。勿恤其孚,于食有福。

《象》曰:无往不复,天地际也。

六四。翩翩不富以其邻,不戒以孚。

《象》曰:翩翩不富,皆失实也;不戒以孚,中心愿也。

六五。帝乙归妹,以祉元吉。

《象》曰:以祉元吉,中以行愿也。

上六。城复于隍,勿用师,自邑告命,贞吝。

《象》曰:城复于隍,其命乱也。

八卦歌訣

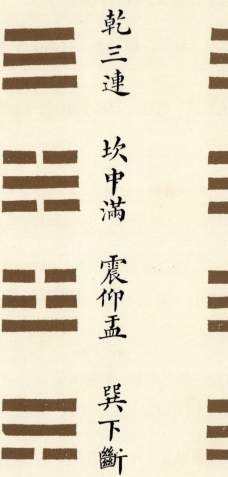

坤六斷　離中虛　艮覆盌　兌上缺

乾三連　坎中滿　震仰盂　巽下斷

八卦歌訣（明・吳繼仕《七經圖》）

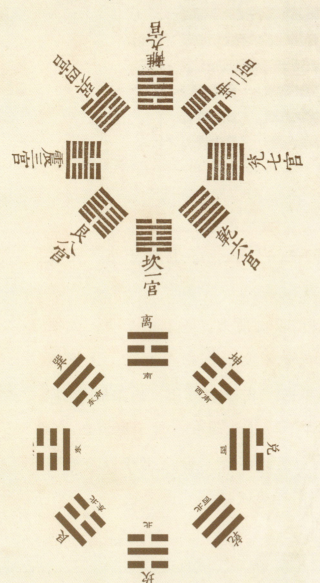

文王八卦图（明·吴继仕《七经图》）

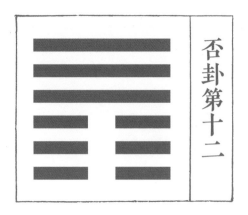

否之匪（同"非"）人，不利君子贞，大往小来。

《彖》曰：否之匪人，不利君子贞，大往小来，则是天地不交而万物不通也，上下不交而天下无邦也。内阴而外阳，内柔而外刚，内小人而外君子。小人道长，君子道消也。

《象》曰：天地不交，否。君子以俭德辟（同"避"）难，不可荣以禄。

初六。拔茅茹，以其汇，贞吉，亨。
《象》曰：拔茅贞吉，志在君也。

六二。包承，小人吉，大人否亨。
《象》曰：大人否亨，不乱群也。

六三。包羞。
《象》曰：包羞，位不当也。

九四。有命无咎，畴离祉。
《象》曰：有命无咎，志行也。

九五。休否，大人吉。其亡其亡，系于苞(bāo)桑。
《象》曰：大人之吉，位正当也。

上九。倾否，先否后喜。
《象》曰：否终则倾，何可长也？

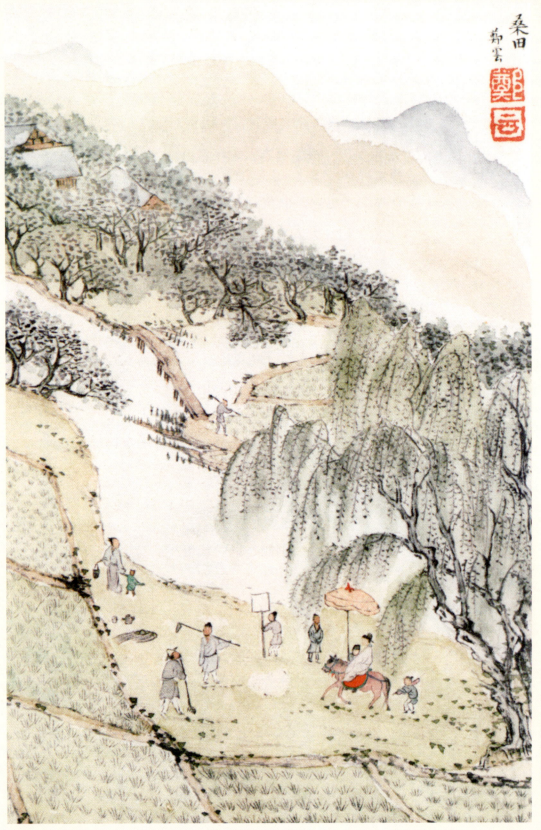

苞桑图（清·高侪鹤《诗经图谱慧解》）

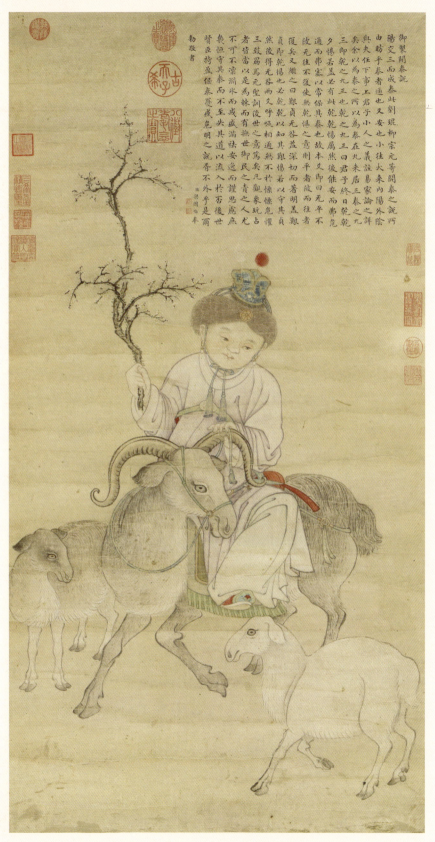

元·佚名《三羊开泰图》

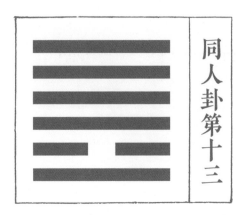

同人于野，亨，利涉大川，利君子贞。

《彖》曰：同人，柔得位得中而应乎乾，曰同人。同人曰同人于野，亨，利涉大川，乾行也。文明以健，中正而应，君子正也。唯(wéi)君子为能通天下之志。

《象》曰：天与火，同人。君子以类族辨物。

初九。同人于门，无咎。

《象》曰：出门同人，又谁咎也？

六二。同人于宗，吝。

《象》曰：同人于宗，吝道也。

九三。伏戎于莽(róng)，升其高陵，三岁不兴(xīng)。

《象》曰：伏戎于莽，敌刚也；三岁不兴，安行也。

九四。乘其墉，弗克攻，吉。

《象》曰：乘其墉，义弗克也；其吉，则困而反则也。

九五。同人先号咷(táo)而后笑，大师克相遇。

《象》曰：同人之先，以中直也；大师相遇，言相克也。

上九。同人于郊，无悔。

《象》曰：同人于郊，志未得也。

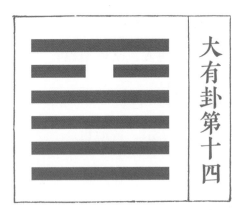

大有卦第十四

大有。元亨。

《彖》曰：大有，柔得尊位，大中而上下应之，曰大有。其德刚健而文明，应乎天而时行，是以元亨。

《象》曰：火在天上，大有。君子以遏恶扬善，顺天休命。

初九。无交害，匪（同"非"）咎，艰则无咎。

《象》曰：大有初九，无交害也。

九二。大车以载，有攸往，无咎。

《象》曰：大车以载，积中不败也。

九三。公用亨（同"享"xiǎng）于天子，小人弗克。

《象》曰：公用亨于天子，小人害也。

九四。匪（同"非"）其彭（bāng），无咎。

《象》曰：匪其彭无咎，明辨晳也。

六五。厥孚交如，威如，吉。

《象》曰：厥孚交如，信以发志也；威如之吉，易而无备也。

上九。自天佑之，吉无不利。

《象》曰：大有上吉，自天佑也。

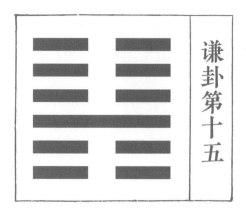

谦。亨，君子有终。

《彖》曰：谦亨，天道下济而光明，地道卑而上行。天道亏盈而益谦，地道变盈而流谦，鬼神害盈而福谦，人道恶(wù)盈而好谦。谦尊而光，卑而不可逾，君子之终也。

《象》曰：地中有山，谦。君子以裒(póu)多益寡，称(chēng)物平施。

初六。谦谦君子,用涉大川,吉。

《象》曰:谦谦君子,卑以自牧也。

六二。鸣谦,贞吉。

《象》曰:鸣谦贞吉,中心得也。

九三。劳谦君子,有终吉。

《象》曰:劳谦君子,万民服也。

六四。无不利,㧑谦。

《象》曰:无不利㧑谦,不违则也。

六五。不富以其邻,利用侵伐,无不利。

《象》曰:利用侵伐,征不服也。

上六。鸣谦,利用行师,征邑国。

《象》曰:鸣谦,志未得也;可用行师,征邑国也。

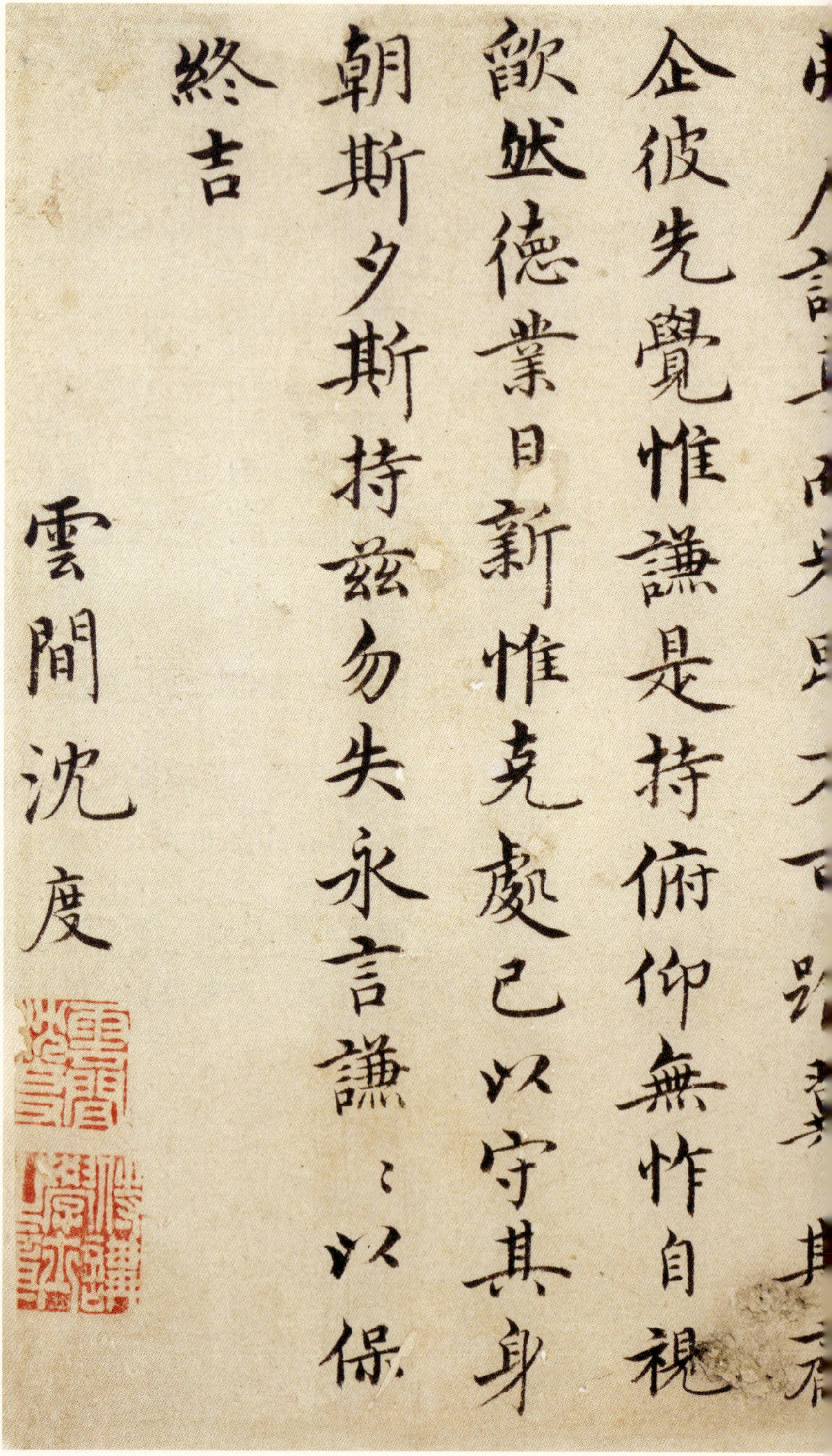
企彼先覺惟謙是持俯仰無怍自視
欿然德業日新惟克處己以守其身
朝斯夕斯持茲勿失永言謙謙以保
終吉
雲間沈度

明・沈度书法《谦益斋铭》

謙益齋銘

惟天之道好謙惡盈人其體之弗滿
弗於所以君子早以自牧溫恭自虛
以受忠告大哉易道潔靜精微裒多
益寡物稱其宜至高者山至卑者地
地中有山為謙之義如霾崇高有而

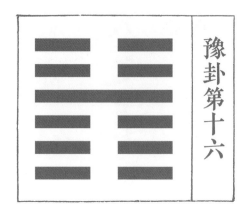

豫。利建侯行师。

《彖》曰：豫，刚应而志行，顺以动，豫。豫顺以动，故天地如之，而况建侯行师乎？天地以顺动，故日月不过而四时不忒；圣人以顺动，则刑罚清而民服。豫之时义大矣哉！

《象》曰：雷出地奋，豫。先王以作乐崇德，殷荐之上帝，以配祖考。

初六。鸣豫,凶。

《象》曰:初六鸣豫,志穷凶也。

六二。介于石,不终日,贞吉。

《象》曰:不终日贞吉,以中正也。

六三。盱(xū)豫悔,迟有悔。

《象》曰:盱豫有悔,位不当也。

九四。由豫,大有得。勿疑,朋盍簪(hé zān)。

《象》曰:由豫大有得,志大行也。

六五。贞疾,恒不死。

《象》曰:六五贞疾,乘刚也;恒不死,中未亡也。

上六。冥(míng)豫,成有渝,无咎。

《象》曰:冥豫在上,何可长也。

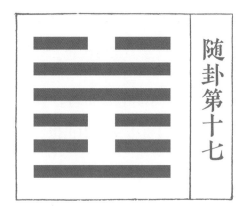

随卦第十七

随。元亨利贞,无咎。

《彖》曰:随,刚来而下柔,动而说(同"悦"),随。大亨贞,无咎,而天下随时。随时之义大矣哉!

《象》曰:泽中有雷,随。君子以向晦(huì)入宴息。

初九。官有渝，贞吉，出门交有功。

《象》曰：官有渝，从正吉也；出门交有功，不失也。

六二。系小子，失丈夫。

《象》曰：系小子，弗兼与(yǔ)也。

六三。系丈夫，失小子，随有求得，利居贞。

《象》曰：系丈夫，志舍(shě)下也。

九四。随有获，贞凶，有孚，在道以明，何咎？

《象》曰：随有获，其义凶也；有孚在道，明功也。

九五。孚于嘉，吉。

《象》曰：孚于嘉吉，位正中也。

上六。拘系之，乃从维之。王用亨（同"享"）于西山。

《象》曰：拘系之，上穷也。

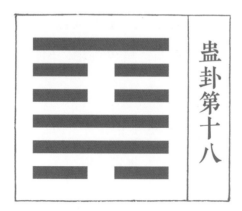

蛊。元，亨，利涉大川。先甲三日，后甲三日。

《彖》曰：蛊，刚上而柔下，巽而止，蛊。蛊，元亨，而天下治也。利涉大川，往有事也。先甲三日，后甲三日，终则有始，天行也。

《象》曰：山下有风，蛊。君子以振民育德。

初六。　干父之蛊，有子，考无咎。厉，终吉。
（gàn）
《象》曰：干父之蛊，意承考也。

九二。　干母之蛊，不可贞。
《象》曰：干母之蛊，得中道也。

九三。　干父之蛊，小有悔，无大咎。
《象》曰：干父之蛊，终无咎也。

六四。　裕父之蛊，往见吝。
《象》曰：裕父之蛊，往未得也。

六五。　干父之蛊，用誉。
《象》曰：干父用誉，承以德也。

上九。　不事王侯，高尚其事。
《象》曰：不事王侯，志可则也。

八卦取象圖

八卦取象圖（明·吳繼仕《七經圖》）

八卦象數圖

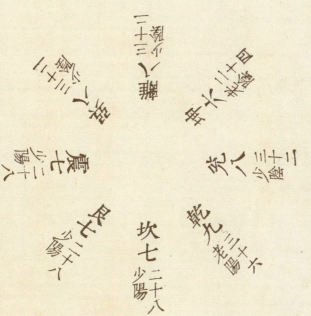

八卦象數圖（明·吳繼仕《七經圖》）

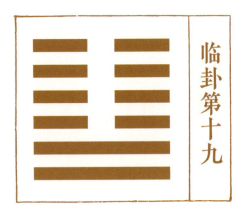

临。元亨利贞，至于八月有凶。

《彖》曰：临，刚浸而长，说（同"悦"）而顺，刚中而应。大亨以正，天之道也。至于八月有凶，消不久也。

《象》曰：泽上有地，临。君子以教思无穷，容保民无疆。

初九。 咸临，贞吉。

《象》曰：咸临贞吉，志行正也。

九二。 咸临，吉，无不利。

《象》曰：咸临，吉无不利，未顺命也。

六三。 甘临，无攸利；既忧之，无咎。

《象》曰：甘临，位不当也；既忧之，咎不长也。

六四。 至临，无咎。

《象》曰：至临无咎，位当也。

六五。 知临，大君之宜，吉。

《象》曰：大君之宜，行中之谓也。

上六。 敦临，吉，无咎。

《象》曰：敦临之吉，志在内也。

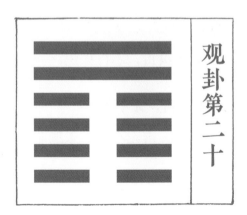

观。盥而不荐，有孚颙若。

《彖》曰：大观在上，顺而巽，中正以观天下。观，盥而不荐，有孚颙若，下观而化也。观天之神道而四时不忒，圣人以神道设教而天下服矣！

《象》曰：风行地上，观。先王以省方观民设教。

初六。 童观，小人无咎，君子吝。
《象》曰：初六童观，小人道也。

六二。 窥观，利女贞。
《象》曰：窥观女贞，亦可丑也。

六三。 观我生，进退。
《象》曰：观我生进退，未失道也。

六四。 观国之光，利用宾于王。
《象》曰：观国之光，尚宾也。

九五。 观我生，君子无咎。
《象》曰：观我生，观民也。

上九。 观其生，君子无咎。
《象》曰：观其生，志未平也。

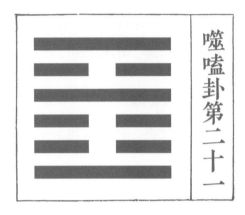

噬嗑卦第二十一

shì hé
噬嗑。亨，利用狱。

《彖》曰：颐中有物曰噬嗑，噬嗑而亨。刚柔分，动而明，雷电合而章。柔得中而上行，虽不当位，利用狱也。

《象》曰：雷电，噬嗑。先王以明罚chì敕法。

初九。屦校灭趾，无咎。

《象》曰：屦校灭趾，不行也。

六二。噬肤灭鼻，无咎。

《象》曰：噬肤灭鼻，乘刚也。

六三。噬腊肉，遇毒，小吝，无咎。

《象》曰：遇毒，位不当也。

九四。噬干胏，得金矢，利艰贞，吉。

《象》曰：利艰贞吉，未光也。

六五。噬干肉，得黄金，贞厉，无咎。

《象》曰：贞厉无咎，得当也。

上九。何（同"荷"）校灭耳，凶。

《象》曰：何校灭耳，聪不明也。

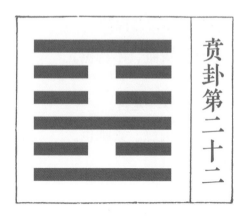

bì
贲。亨。小利有攸往。

《彖》曰：贲亨，柔来而文刚，故亨；分刚上而文柔，故小利有攸往，天文也；文明以止，人文也。观乎天文，以察时变；观乎人文，以化成天下。

《象》曰：山下有火，贲。君子以明庶政，无敢折狱。

初九。贲其趾，舍车而徒。

《象》曰：舍车而徒，义弗乘也。

六二。贲其须。

《象》曰：贲其须，与上兴也。

九三。贲如濡如，永贞吉。

《象》曰：永贞之吉，终莫之陵也。

六四。贲如皤(pó)如，白马翰如，匪（同"非"）寇婚媾。

《象》曰：六四，当位疑也；匪寇婚媾，终无尤也。

六五。贲于丘园，束帛戋戋(jiān)，吝，终吉。

《象》曰：六五之吉，有喜也。

上九。白贲无咎。

《象》曰：白贲无咎，上得志也。

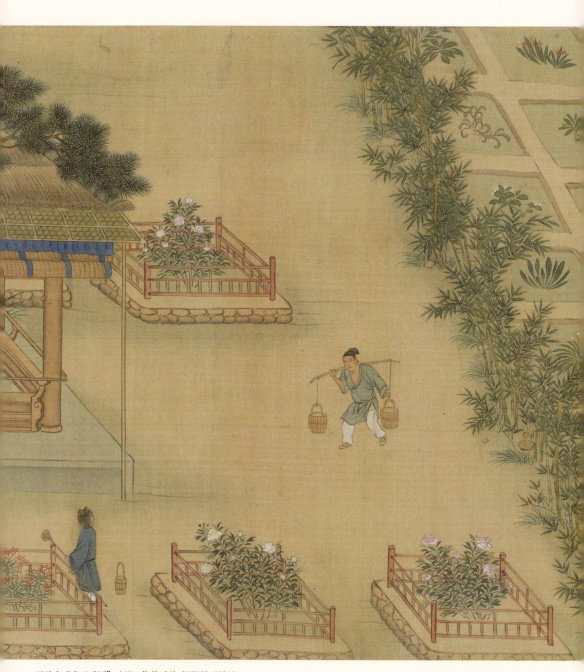

司马光"赍于丘园"（明·仇英《独乐园图》局部）

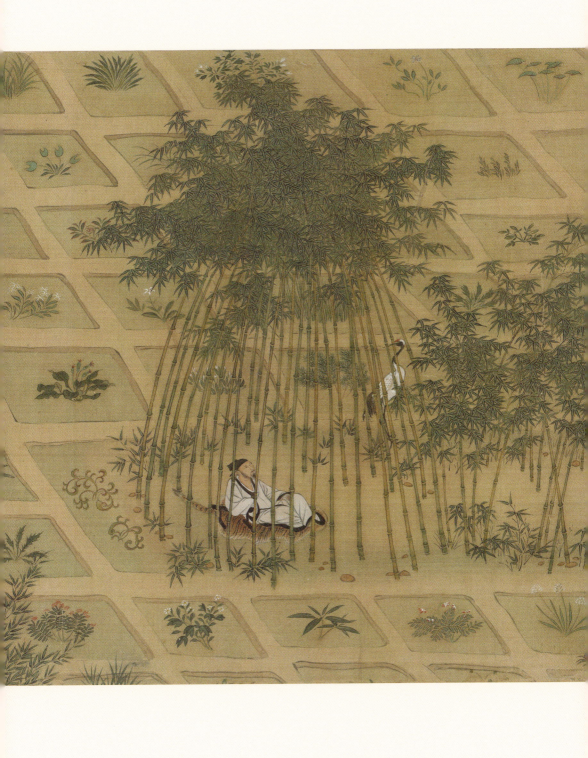

伏羲先天图（明·吴继仕《七经图》）

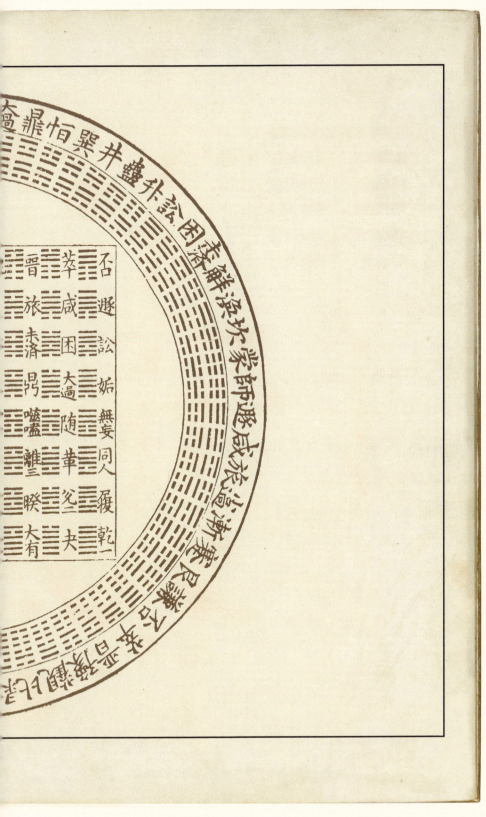

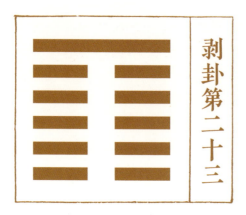

剥卦第二十三

剥。不利有攸往。

《彖》曰：剥，剥也，柔变刚也。不利有攸往，小人长（zhǎng）也。顺而止之，观象也。君子尚消息盈虚，天行也。

《象》曰：山附于地，剥。上以厚下安宅。

初六。 剥床以足,蔑(miè)贞凶。

《象》曰:剥床以足,以灭下也。

六二。 剥床以辨,蔑贞凶。

《象》曰:剥床以辨,未有与也。

六三。 剥之,无咎。

《象》曰:剥之无咎,失上下也。

六四。 剥床以肤,凶。

《象》曰:剥床以肤,切近灾也。

六五。 贯鱼以宫人宠,无不利。

《象》曰:以宫人宠,终无尤也。

上九。 硕(shuò)果不食,君子得舆,小人剥庐。

《象》曰:君子得舆,民所载也;小人剥庐,终不可用也。

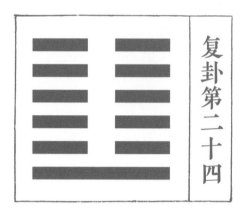

复。亨。出入无疾，朋来无咎。反复其道，七日来复。利有攸往。

《彖》曰：复亨，刚反，动而以顺行，是以出入无疾，朋来无咎。反复其道，七日来复，天行也。利有攸往，刚长也。复其见天地之心乎！

《象》曰：雷在地中，复。先王以至日闭关，商旅不行，后不省方。

初九。不远复,无祇(qí)悔,元吉。

《象》曰:不远之复,以修身也。

六二。休复,吉。

《象》曰:休复之吉,以下仁也。

六三。频复,厉,无咎。

《象》曰:频复之厉,义无咎也。

六四。中行独复。

《象》曰:中行独复,以从道也。

六五。敦复,无悔。

《象》曰:敦复无悔,中以自考也。

上六。迷复,凶,有灾眚(shěng)。用行师,终有大败,以其国君凶,至于十年不克征。

《象》曰:迷复之凶,反(同"返")君道也。

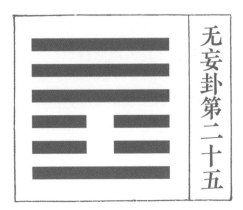

无妄。元亨利贞，其匪（同"非"）正有眚，不利有攸往。

《彖》曰：无妄，刚自外来而为主于内，动而健，刚中而应，大亨以正，天之命也。其匪正有眚，不利有攸往，无妄之往，何之矣？天命不佑，行矣哉？

《象》曰：天下雷行，物与无妄。先王以茂对时，育万物。

初九。 无妄，往吉。

《象》曰：无妄之往，得志也。

六二。 不耕获，不菑畲，则利有攸往。

《象》曰：不耕获，未富也。

六三。 无妄之灾，或系之牛，行人之得，邑人之灾。

《象》曰：行人得牛，邑人灾也。

九四。 可贞，无咎。

《象》曰：可贞无咎，固有之也。

九五。 无妄之疾，勿药有喜。

《象》曰：无妄之药，不可试也。

上九。 无妄，行有眚，无攸利。

《象》曰：无妄之行，穷之灾也。

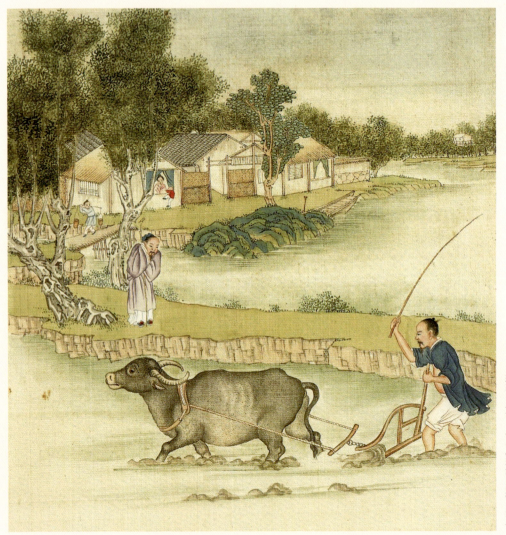

耕获图（清·佚名《耕织图册》局部）

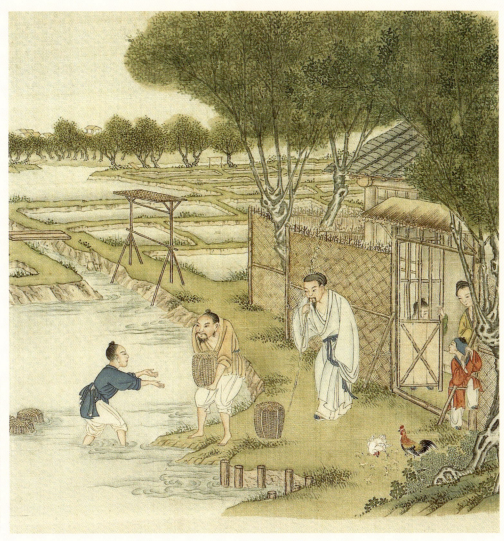

浸种图（清·佚名《耕织图册》局部）

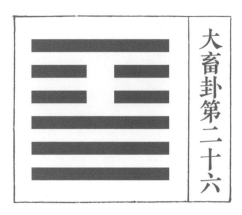

大畜卦第二十六

大畜(xù)。利贞，不家食，吉。利涉大川。

《彖》曰：大畜，刚健笃实辉光，日新其德。刚上而尚贤，能止健，大正也。不家食吉，养贤也。利涉大川，应乎天也。

《象》曰：天在山中，大畜。君子以多识(zhì)前言往行，以畜其德。

初九。有厉利已。

《象》曰：有厉利已，不犯灾也。

九二。舆说（同"脱"）𫐉(fù)。

《象》曰：舆说𫐉，中无尤也。

九三。良马逐，利艰贞。曰闲舆卫，利有攸往。

《象》曰：利有攸往，上合志也。

六四。童牛之牿(gù)，元吉。

《象》曰：六四元吉，有喜也。

六五。豶(fén)豕(shǐ)之牙，吉。

《象》曰：六五之吉，有庆也。

上九。何(hè)（同"荷"）天之衢(qú)，亨。

《象》曰：何天之衢，道大行也。

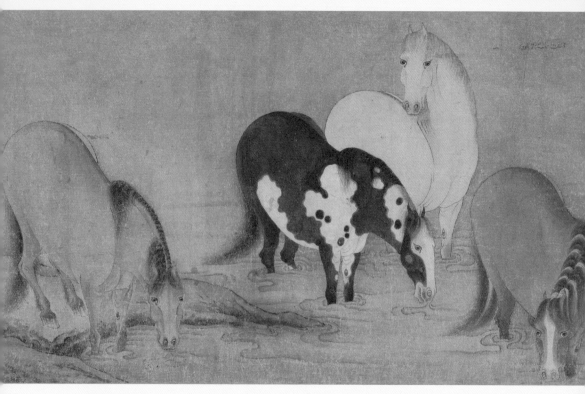

元·佚名《十六神骏图》局部

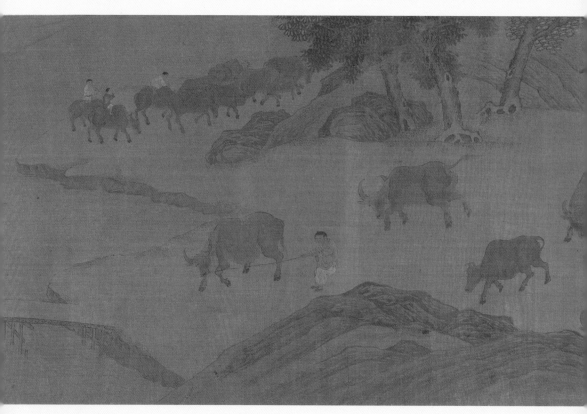

明·佚名《百牛图》局部

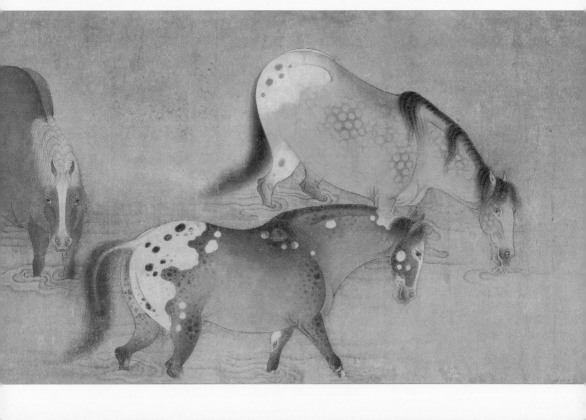

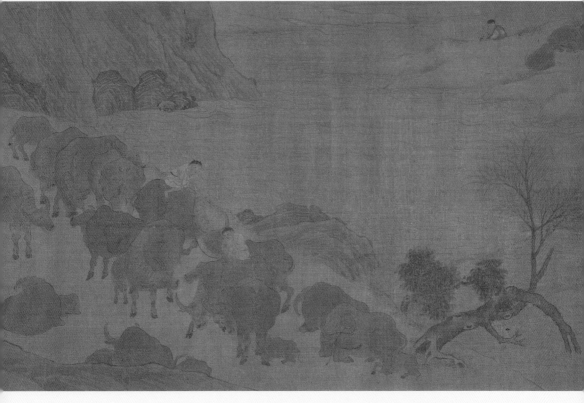

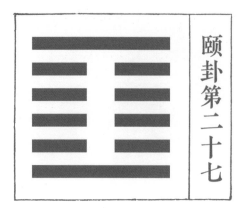

颐。贞吉。观颐，自求口食。

《彖》曰：颐，贞吉，养正则吉也。观颐，观其所养也；自求口实，观其自养也。天地养万物，圣人养贤以及万民，颐之时大矣哉！

《象》曰：山下有雷，颐。君子以慎言语，节饮食。

初九。舍尔灵龟，观我朵颐，凶。

《象》曰：观我朵颐，亦不足贵也。

六二。颠颐，拂经。于丘颐，征凶。

《象》曰：六二征凶，行失类也。

六三。拂颐，贞凶。十年勿用，无攸利。

《象》曰：十年勿用，道大悖也。

六四。颠颐，吉。虎视眈眈，其欲逐逐，无咎。

《象》曰：颠颐之吉，上施光也。

六五。拂经，居贞吉，不可涉大川。

《象》曰：居贞之吉，顺以从上也。

上九。由颐，厉吉，利涉大川。

《象》曰：由颐厉吉，大有庆也。

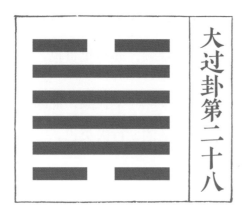

大过卦第二十八

大过。栋桡(náo)，利有攸往，亨。

《彖》曰：大过，大者过也；栋桡，本末弱也。刚过而中，巽而说（同"悦"）行，利有攸往，乃亨。大过之时大矣哉！

《象》曰：泽灭木，大过。君子以独立不惧，遁世无闷。

初六。藉用白茅，无咎。

《象》曰：藉用白茅，柔在下也。

九二。枯杨生稊，老夫得其女妻，无不利。

《象》曰：老夫女妻，过以相与也。

九三。栋桡，凶。

《象》曰：栋桡之凶，不可以有辅也。

九四。栋隆，吉，有它吝。

《象》曰：栋隆之吉，不挠乎下也。

九五。枯杨生华，老妇得其士夫，无咎无誉。

《象》曰：枯杨生华，何可久也？老妇士夫，亦可丑也。

上六。过涉灭顶，凶，无咎。

《象》曰：过涉之凶，不可咎也。

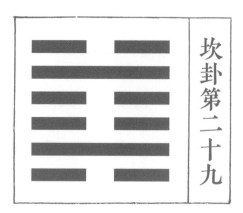

习坎。有孚，维心亨，行有尚。

《彖》曰：习坎，重险也。水流而不盈，行险而不失其信。维心亨，乃以刚中也。行有尚，往有功也。天险，不可升也；地险，山川丘陵也。王公设险以守其国。险之时用大矣哉！

《象》曰：水洊(jiàn)至，习坎。君子以常德行，习教事。

初六。 习坎，入于坎窞(dàn)，凶。

《象》曰：习坎入坎，失道凶也。

九二。 坎有险，求小得。

《象》曰：求小得，未出中也。

六三。 来之坎坎，险且枕，入于坎窞，勿用。

《象》曰：来之坎坎，终无功也。

六四。 樽酒簋(guǐ)贰，用缶(fǒu)，内(nà)（同"纳"）约自牖(yǒu)，终无咎。

《象》曰：樽酒簋贰，刚柔际也。

九五。 坎不盈，祇(chí)既平，无咎。

《象》曰：坎不盈，中未大也。

上六。 系用徽纆(mò)，寘(zhì)于丛棘，三岁不得，凶。

《象》曰：上六失道，凶三岁也。

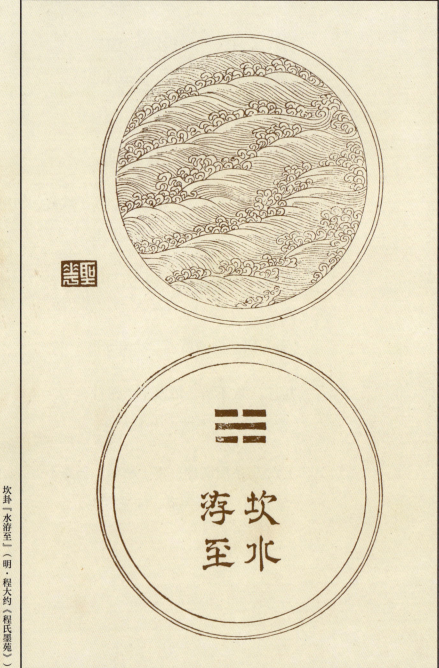

坎卦『水洊至』（明·程大约《程氏墨苑》）

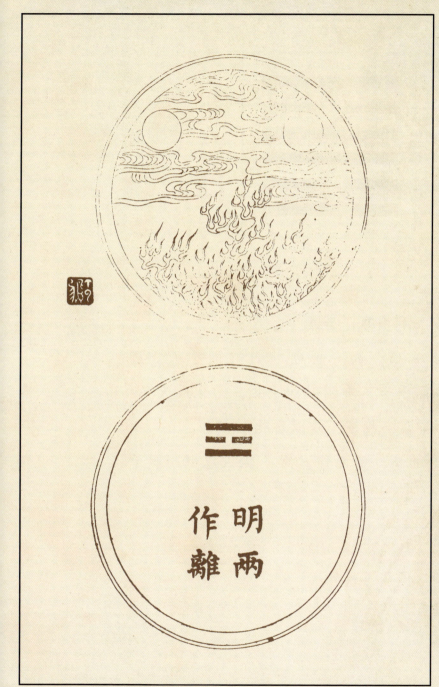

离卦『明两作』（明·程大约《程氏墨苑》）

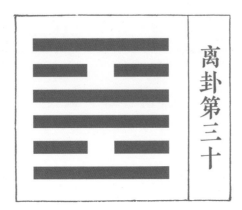

离。利贞亨，畜牝牛（xù），吉。

《彖》曰：离，丽也。日月丽乎天，百谷草木丽乎土，重明以丽乎正，乃化成天下。柔丽乎中正，故亨，是以畜牝牛吉也。

《象》曰：明两作，离。大人以继明照于四方。

初九。履错然,敬之无咎。

《象》曰:履错之敬,以辟(同"避")咎也。

六二。黄离,元吉。

《象》曰:黄离元吉,得中道也。

九三。日昃(zè)之离,不鼓缶而歌,则大耋(dié)之嗟(jiē),凶。

《象》曰:日昃之离,何可久也?

九四。突如其来如,焚如,死如,弃如。

《象》曰:突如其来如,无所容也。

六五。出涕沱(tuó)若,戚嗟若,吉。

《象》曰:六五之吉,离王公也。

上九。王用出征,有嘉折首,获匪(同"非")其丑,无咎。

《象》曰:王用出征,以正邦也。

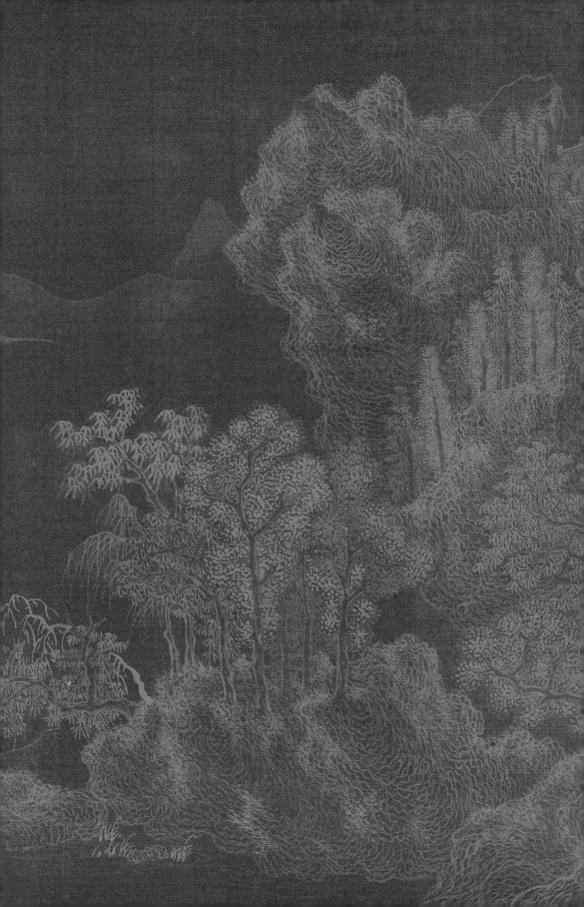

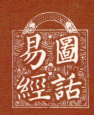

易下經

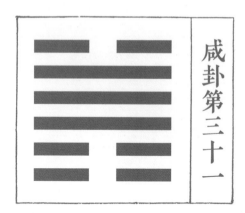

咸。亨利贞，取（同"娶"）女吉。

《彖》曰：咸，感也。柔上而刚下，二气感应以相与。止而说（同"悦"），男下女，是以亨利贞，取女吉也。天地感而万物化生，圣人感人心而天下和平。观其所感，而天地万物之情可见矣！

《象》曰：山上有泽，咸。君子以虚受人。

初六。 咸其拇。

《象》曰：咸其拇，志在外也。

六二。 咸其腓(féi)，凶，居吉。

《象》曰：虽凶居吉，顺不害也。

九三。 咸其股，执其随，往吝。

《象》曰：咸其股，亦不处(chǔ)也；志在随人，所执下也。

九四。 贞吉，悔亡，憧(chōng)憧往来，朋从尔思。

《象》曰：贞吉悔亡，未感害也；憧憧往来，未光大也。

九五。 咸其脢(méi)，无悔。

《象》曰：咸其脢，志末也。

上六。 咸其辅颊(jiá)舌。

《象》曰：咸其辅颊舌，滕口说也。

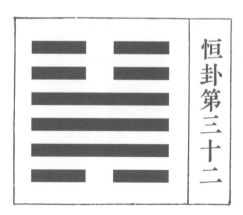

恒。亨，无咎，利贞。利有攸往。

《彖》曰：恒，久也。刚上而柔下，雷风相与，巽而动，刚柔皆应，恒。恒，亨，无咎，利贞，久于其道也。天地之道，恒久而不已也。利有攸往，终则有始也。日月得天而能久照，四时变化而能久成，圣人久于其道而天下化成。观其所恒，而天地万物之情可见矣！

《象》曰：雷风，恒。君子以立不易方。

初六。浚(jùn)恒,贞凶,无攸利。

《象》曰:浚恒之凶,始求深也。

九二。悔亡。

《象》曰:九二悔亡,能久中也。

九三。不恒其德,或承之羞,贞吝。

《象》曰:不恒其德,无所容也。

九四。田无禽。

《象》曰:久非其位,安得禽也。

六五。恒其德,贞,妇人吉,夫子凶。

《象》曰:妇人贞吉,从一而终也;夫子制义,从妇凶也。

上六。振恒,凶。

《象》曰:振恒在上,大无功也。

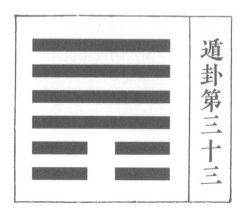

遁。亨，小利贞。

《彖》曰：遁，亨，遁而亨也。刚当位而应，与时行也。小利贞，浸而长也。遁之时义大矣哉！

《象》曰：天下有山，遁。君子以远小人，不恶(è)而严。

初六。遁尾,厉,勿用有攸往。

《象》曰:遁尾之厉,不往何灾也?

六二。执之用黄牛之革,莫之胜说(同"脱")。

《象》曰:执用黄牛,固志也。

九三。系遁,有疾厉。畜(xù)臣妾,吉。

《象》曰:系遁之厉,有疾惫也;畜臣妾吉,不可大事也。

九四。好(hǎo)遁,君子吉,小人否。

《象》曰:君子好遁,小人否也。

九五。嘉遁,贞吉。

《象》曰:嘉遁贞吉,以正志也。

上九。肥(fēi)(同"飞")遁,无不利。

《象》曰:肥遁无不利,无所疑也。

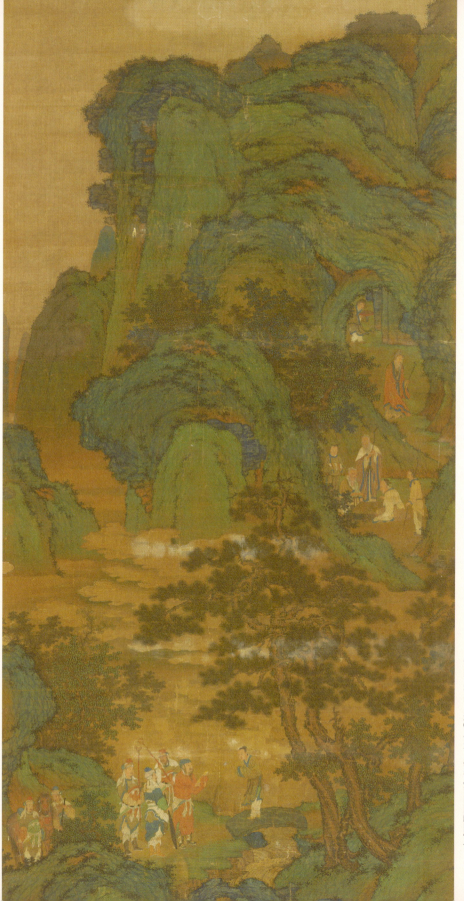

「天下有山,遁」(元·佚名《商山四皓图》)

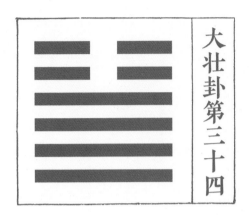

大壮卦第三十四

大壮。利贞。

《彖》曰：大壮，大者壮也。刚以动，故壮。大壮利贞，大者正也。正大而天地之情可见矣！

《象》曰：雷在天上，大壮。君子以非礼弗履。

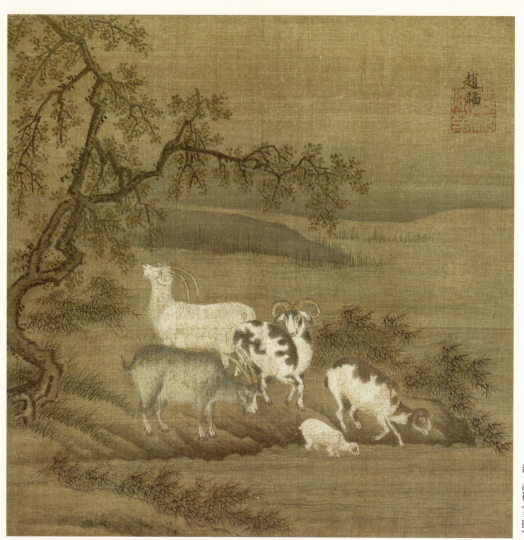

清·赵福《羊图》

初九。壮于趾，征凶，有孚。

《象》曰：壮于趾，其孚穷也。

九二。贞吉。

《象》曰：九二贞吉，以中也。

九三。小人用壮，君子用罔（wǎng），贞厉，羝（dī）羊触藩（fān），羸（léi）其角。

《象》曰：小人用壮，君子罔也。

九四。贞吉悔亡，藩决不羸，壮于大舆之輹。

《象》曰：藩决不羸，尚往也。

六五。丧（sàng）羊于易，无悔。

《象》曰：丧羊于易，位不当也。

上六。羝羊触藩，不能退，不能遂，无攸利，艰则吉。

《象》曰：不能退，不能遂，不详也；艰则吉，咎不长也。

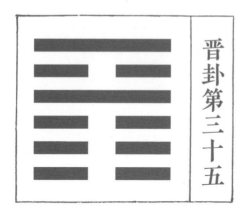

晋。康侯用锡（同"赐"）马蕃庶，昼日三接。

《彖》曰：晋，进也。明出地上，顺而丽乎大明，柔进而上行。是以康侯用锡马蕃庶，昼日三接也。

《象》曰：明出地上，晋。君子以自昭明德。

初六。晋如摧如，贞吉。罔孚，裕无咎。

《象》曰：晋如摧如，独行正也；裕无咎，未受命也。

六二。晋如愁如，贞吉，受兹介福，于其王母。

《象》曰：受兹介福，以中正也。

六三。众允，悔亡。

《象》曰：众允之志，上行也。

九四。晋如鼫鼠，贞厉。

《象》曰：鼫鼠贞厉，位不当也。

六五。悔亡，失得勿恤，往吉，无不利。

《象》曰：失得勿恤，往有庆也。

上九。晋其角，维用伐邑，厉吉，无咎，贞吝。

《象》曰：维用伐邑，道未光也。

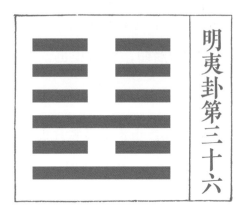

明夷卦第三十六

明夷。利艰贞。

《彖》曰：明入地中，明夷。内文明而外柔顺，以蒙大难，文王以之。利艰贞，晦其明也。内难而能正其志，箕(jī)子以之。

《象》曰：明入地中，明夷。君子以莅(lì)众，用晦而明。

初九。 明夷于飞，垂其翼；君子于行，三日不食。有攸往，主人有言。

《象》曰：君子于行，义不食也。

六二。 明夷于左股，用拯马壮，吉。

《象》曰：六二之吉，顺以则也。

九三。 明夷于南狩，得其大首，不可疾贞。

《象》曰：南狩之志，乃得大也。

六四。 入于左腹，获明夷之心，于出门庭。

《象》曰：入于左腹，获心意也。

六五。 箕子之明夷，利贞。

《象》曰：箕子之贞，明不可息也。

上六。 不明晦，初登于天，后入于地。

《象》曰：初登于天，照四国也；后入于地，失则也。

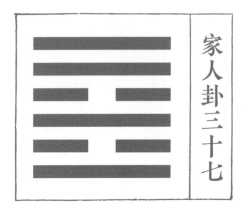

家人。利女贞。

《彖》曰：家人，女正位乎内，男正位乎外，男女正，天地之大义也。家人有严君焉，父母之谓也。父父子子，兄兄弟弟，夫夫妇妇，而家道正，正家而天下定矣！

《象》曰：风自火出，家人。君子以言有物，而行有恒。

初九。闲有家,悔亡。

《象》曰:闲有家,志未变也。

六二。无攸遂,在中馈(kuì),贞吉。

《象》曰:六二之吉,顺以巽也。

九三。家人嗃嗃(hè),悔厉吉;妇子嘻嘻,终吝。

《象》曰:家人嗃嗃,未失也;妇子嘻嘻,失家节也。

六四。富家大吉。

《象》曰:富家大吉,顺在位也。

九五。王假(gé)(同"格")有家,勿恤,吉。

《象》曰:王假有家,交相爱也。

上九。有孚威如,终吉。

《象》曰:威如之吉,反身之谓也。

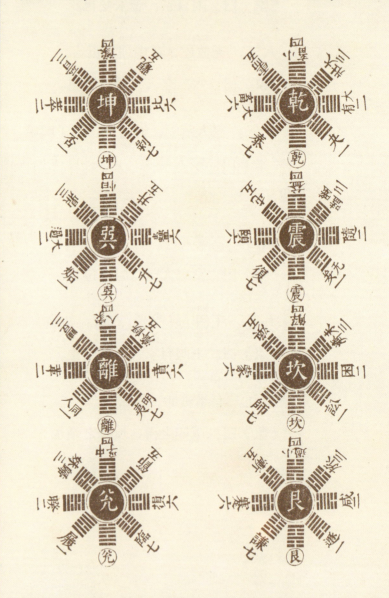

八卦生六十四卦图（明·吴继仕《七经图》）

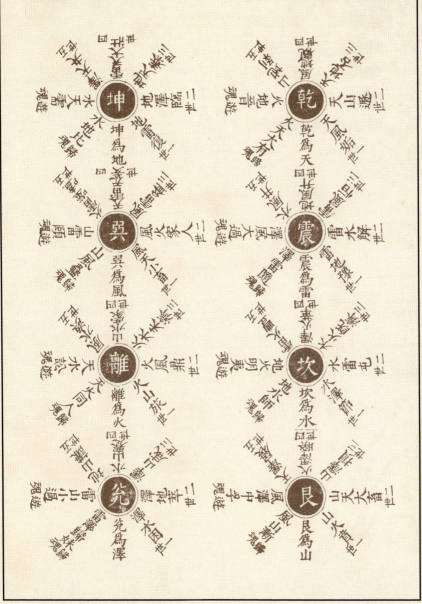

八卦变六十四卦图(明·吴继仕《七经图》)

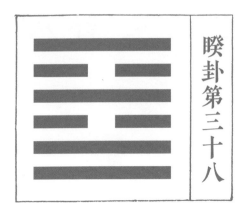

睽卦第三十八

睽。小事吉。

《彖》曰：睽，火动而上，泽动而下，二女同居，其志不同行。说（同"悦"）而丽乎明，柔进而上行，得中而应乎刚，是以小事吉。天地睽而其事同也，男女睽而其志通也，万物睽而其事类也。睽之时用大矣哉！

《象》曰：上火下泽，睽。君子以同而异。

初九。悔亡，丧马勿逐。自复，见恶人，无咎。

《象》曰：见恶人，以辟（同"避"）咎也。

九二。遇主于巷，无咎。

《象》曰：遇主于巷，未失道也。

六三。见舆曳，其牛掣(chè)，其人天且劓(yì)，无初有终。

《象》曰：见舆曳，位不当也；无初有终，遇刚也。

九四。睽孤，遇元夫，交孚，厉无咎。

《象》曰：交孚无咎，志行也。

六五。悔亡，厥宗噬肤，往何咎？

《象》曰：厥宗噬肤，往有庆也。

上九。睽孤，见豕负涂，载鬼一车。先张之弧，后说之弧，匪（同"非"）寇婚媾，往遇雨则吉。

《象》曰：遇雨之吉，群疑亡也。

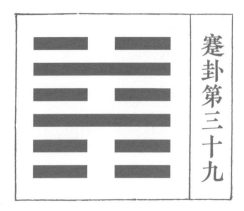

蹇（jiǎn）。利西南，不利东北。利见大人，贞吉。

《彖》曰：蹇，难也，险在前也。见险而能止，知矣哉！蹇，利西南，往得中也；不利东北，其道穷也。利见大人，往有功也。当位贞吉，以正邦也。蹇之时用大矣哉！

《象》曰：山上有水，蹇。君子以反身修德。

初六。 往蹇，来誉。

《象》曰：往蹇来誉，宜待也。

六二。 王臣蹇蹇，匪（同"非"）躬之故。

《象》曰：王臣蹇蹇，终无尤也。

九三。 往蹇，来反。

《象》曰：往蹇来反，内喜之也。

六四。 往蹇，来连。

《象》曰：往蹇来连，当位实也。

九五。 大蹇，朋来。

《象》曰：大蹇朋来，以中节也。

上六。 往蹇，来硕（同"蹠"），吉。利见大人。

《象》曰：往蹇来硕，志在内也；利见大人，以从贵也。

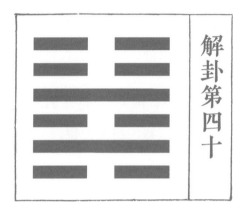

解卦第四十

解。利西南,无所往,其来复吉;有攸往,夙吉。

《彖》曰:解,险以动,动而免乎险。解,解利西南,往得众也。其来复吉,乃得中也。有攸往,夙吉,往有功也。天地解而雷雨作,雷雨作而百果草木皆甲坼(chè)。解之时大矣哉!

《象》曰:雷雨作,解。君子以赦过宥(yòu)罪。

初六。无咎。

《象》曰：刚柔之际，义无咎也。

九二。田获三狐，得黄矢，贞吉。

《象》曰：九二贞吉，得中道也。

六三。负且乘，致寇至，贞吝。

《象》曰：负且乘，亦可丑也；自我致戎，又谁咎也？

九四。解而拇，朋至斯孚。

《象》曰：解而拇，未当位也。

六五。君子维有解，吉，有孚于小人。

《象》曰：君子有解，小人退也。

上六。公用射隼(sǔn)于高墉之上，获之无不利。

《象》曰：公用射隼，以解悖也。

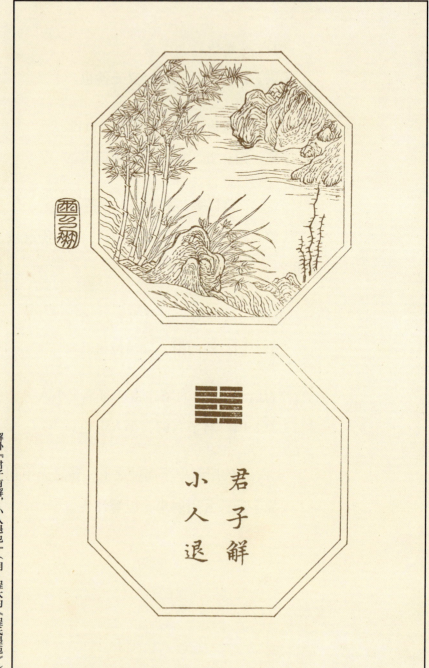

解卦「君子有解，小人退也」（明·程大约《程氏墨苑》）

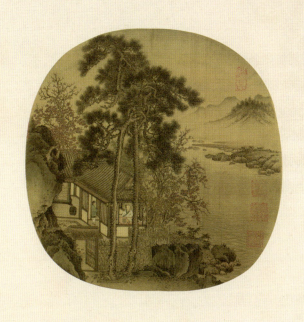

师弟联

弥画出奇高人
读易小窗时枫
丹松绿成乎性
仁智分明冬见
之

南宋·刘松年《秋窗读易图》（传）

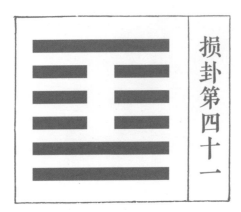

损。有孚，元吉，无咎，可贞，利有攸往。曷(hé)之用？二簋可用享。

《彖》曰：损，损下益上，其道上行。损而有孚，元吉，无咎，可贞，利有攸往。曷之用？二簋可用享。二簋应有时，损刚益柔有时，损益盈虚，与时偕行。

《象》曰：山下有泽，损。君子以惩忿窒欲。

初九。 已事遄往，无咎，酌损之。

《象》曰：已事遄往，尚合志也。

九二。 利贞，征凶，弗损益之。

《象》曰：九二利贞，中以为志也。

六三。 三人行，则损一人；一人行，则得其友。

《象》曰：一人行，三则疑也。

六四。 损其疾，使遄有喜，无咎。

《象》曰：损其疾，亦可喜也。

六五。 或益之十朋之龟，弗克违，元吉。

《象》曰：六五元吉，自上佑也。

上九。 弗损益之，无咎，贞吉。利有攸往，得臣无家。

《象》曰：弗损益之，大得志也。

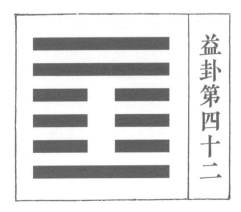

益。利有攸往，利涉大川。

《彖》曰：益，损上益下，民说（同"悦"）无疆。自上下下，其道大光。利有攸往，中正有庆。利涉大川，木道乃行。益动而巽，日进无疆。天施地生，其益无方。凡益之道，与时偕行。

《象》曰：风雷，益。君子以见善则迁，有过则改。

初九。利用为大作，元吉，无咎。

《象》曰：元吉无咎，下不厚事也。

六二。或益之十朋之龟，弗克违，永贞吉。王用享于帝，吉。

《象》曰：或益之，自外来也。

六三。益之用凶事，无咎。有孚中行，告公用圭(guī)。

《象》曰：益用凶事，固有之也。

六四。中行，告公从，利用为依迁国。

《象》曰：告公从，以益志也。

九五。有孚惠心，勿问元吉，有孚惠我德。

《象》曰：有孚惠心，勿问之矣；惠我德，大得志也。

上九。莫益之，或击之，立心勿恒，凶。

《象》曰：莫益之，偏辞也；或击之，自外来也。

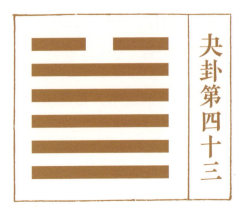

夬。扬于王庭，孚号有厉，告自邑，不利即戎，利有攸往。

《彖》曰：夬，决也，刚决柔也。健而说（同"悦"），决而和。扬于王庭，柔乘五刚也。孚号有厉，其危乃光也。告自邑，不利即戎，所尚乃穷也。利有攸往，刚长乃终也。

《象》曰：泽上于天，夬。君子以施禄及下，居德则忌。

初九。壮于前趾，往不胜为咎。

《象》曰：不胜而往，咎也。

九二。惕号（háo），莫（同"暮"）夜有戎，勿恤。

《象》曰：有戎勿恤，得中道也。

九三。壮于頄（qiú），有凶。君子夬夬（guài），独行遇雨，若濡（yùn）有愠，无咎。

《象》曰：君子夬夬，终无咎也。

九四。臀无肤，其行次且（zī jū）。牵羊悔亡，闻言不信。

《象》曰：其行次且，位不当也；闻言不信，聪不明也。

九五。苋（xiàn）陆夬夬，中行无咎。

《象》曰：中行无咎，中未光也。

上六。无号（háo），终有凶。

《象》曰：无号之凶，终不可长也。

伏羲八卦方位之圖

伏羲八卦方位圖（明·胡廣等《周易傳義大全》）

文王八卦方位

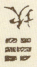

文王八卦方位图（明·胡广等《周易传义大全》）

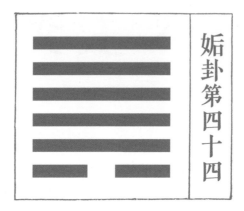

gòu
姤。女壮，勿用取（同"娶"）女。

《彖》曰：姤，遇也，柔遇刚也。勿用取女，不可与长也。天地相遇，品物咸章也。刚遇中正，天下大行也。姤之时义大矣哉！

《象》曰：天下有风，姤。后以施命诰四方。

初六。系于金柅(nǐ)，贞吉。有攸往，见凶，羸豕孚蹢躅(zhí zhú)。

《象》曰：系于金柅，柔道牵也。

九二。包有鱼，无咎，不利宾。
《象》曰：包有鱼，义不及宾也。

九三。臀无肤，其行次且，厉，无大咎。
《象》曰：其行次且，行未牵也。

九四。包无鱼，起凶。
《象》曰：无鱼之凶，远民也。

九五。以杞(qǐ)包瓜，含章，有陨自天。
《象》曰：九五含章，中正也；有陨自天，志不舍命也。

上九。姤其角，吝，无咎。
《象》曰：姤其角，上穷吝也。

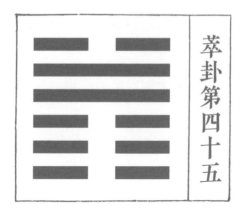

萃。亨。王假有庙，利见大人，亨，利贞。用大牲吉，利有攸往。

《彖》曰：萃，聚也；顺以说，刚中而应，故聚也。王假(gé)有庙，致孝享也。利见大人亨，聚以正也。利贞。用大牲吉，利有攸往，顺天命也。观其所聚，而天地万物之情可见矣！

《象》曰：泽上于地，萃。君子以除戎器，戒不虞。

初六。有孚不终，乃乱乃萃。若号，一握为笑，勿恤，往无咎。

《象》曰：乃乱乃萃，其志乱也。

六二。引吉，无咎，孚乃利用禴。

《象》曰：引吉无咎，中未变也。

六三。萃如嗟如，无攸利，往无咎，小吝。

《象》曰：往无咎，上巽也。

九四。大吉，无咎。

《象》曰：大吉无咎，位不当也。

九五。萃有位，无咎，匪（同"非"）孚，元永贞，悔亡。

《象》曰：萃有位，志未光也。

上六。赍咨涕洟，无咎。

《象》曰：赍咨涕洟，未安上也。

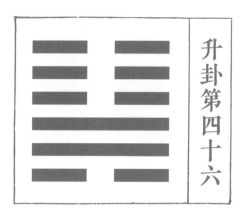

升卦第四十六

升。元亨，用见大人，勿恤，南征吉。

《彖》曰：柔以时升，巽而顺，刚中而应，是以大亨。用见大人，勿恤，有庆也。南征吉，志行也。

《象》曰：地中生木，升。君子以顺德，积小以高大。

初六。允升,大吉。

《象》曰:允升大吉,上合志也。

九二。孚乃利用禴,无咎。

《象》曰:九二之孚,有喜也。

九三。升虚邑。

《象》曰:升虚邑,无所疑也。

六四。王用亨(同"享")于岐山,吉,无咎。

《象》曰:王用亨于岐山,顺事也。

六五。贞吉,升阶。

《象》曰:贞吉升阶,大得志也。

上六。冥升,利于不息之贞。

《象》曰:冥升在上,消不富也。

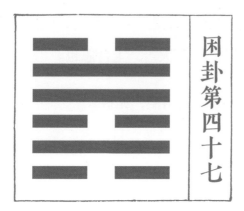

困。亨,贞,大人吉,无咎。有言不信。

《彖》曰:困,刚掩也,险以说(同"悦")。困而不失其所亨,其唯君子乎?贞,大人吉,以刚中也。有言不信,尚口乃穷也。

《象》曰:泽无水,困。君子以致命遂志。

初六。臀困于株木，入于幽谷，三岁不觌(dí)。

《象》曰：入于幽谷，幽不明也。

九二。困于酒食，朱绂(fú)方来，利用享祀，征凶，无咎。

《象》曰：困于酒食，中有庆也。

六三。困于石，据于蒺(jí)藜(lí)，入于其宫，不见其妻，凶。

《象》曰：据于蒺藜，乘刚也；入于其宫，不见其妻，不祥也。

九四。来徐徐，困于金车，吝有终。

《象》曰：来徐徐，志在下也。虽不当位，有与也。

九五。劓刖(yuè)，困于赤绂，乃徐有说（同"脱"），利用祭祀。

《象》曰：劓刖，志未得也；乃徐有说，以中直也；利用祭祀，受福也。

上六。困于葛藟(lěi)，于臲(niè)卼(wù)，曰动悔，有悔，征吉。

《象》曰：困于葛藟，未当也；动悔有悔，吉行也。

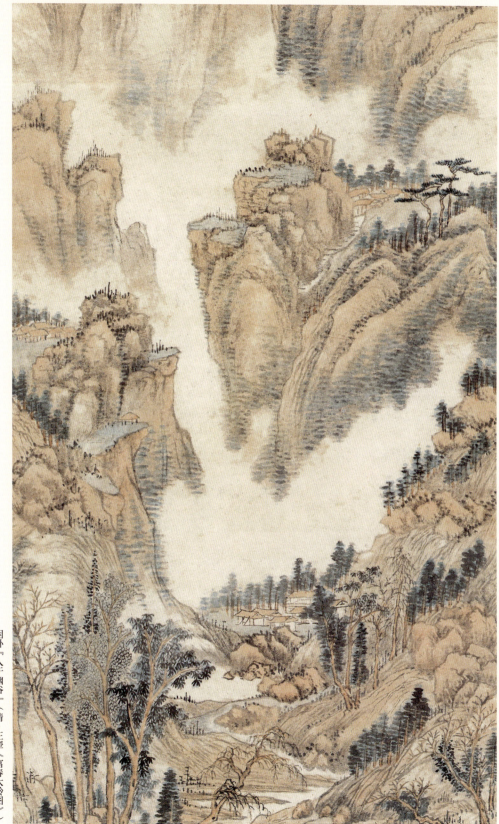

困卦『入于幽谷』（清・王翚《富春大岭图》）

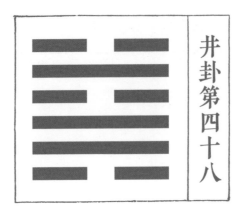

井卦第四十八

井。改邑不改井，无丧无得，往来井井。汔(qì)至，亦未繘(jú)井，羸其瓶，凶。

《彖》曰：巽乎水而上水，井，井养而不穷也。改邑不改井，乃以刚中也。汔至，亦未繘井，未有功也。羸其瓶，是以凶也。

《象》曰：木上有水，井。君子以劳民劝相。

初六。井泥不食，旧井无禽。

《象》曰：井泥不食，下也；旧井无禽，时舍也。

九二。井谷射鲋，瓮(fù)敝(wèng)漏。

《象》曰：井谷射鲋，无与也。

九三。井渫(xiè)不食，为我心恻，可用汲(jí)，王明，并受其福。

《象》曰：井渫不食，行恻也；求王明，受福也。

六四。井甃(zhòu)，无咎。

《象》曰：井甃无咎，修井也。

九五。井洌(liè)，寒泉食。

《象》曰：寒泉之食，中正也。

上六。井收，勿幕，有孚，元吉。

《象》曰：元吉在上，大成也。

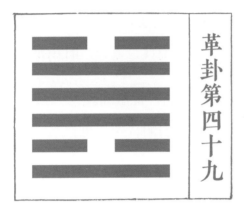

革。己日乃孚，元亨利贞，悔亡。

《彖》曰：革，水火相息。二女同居，其志不相得，曰革。己日乃孚，革而信之。文明以说（同"悦"），大亨以正，革而当，其悔乃亡。天地革而四时成。汤武革命，顺乎天而应乎人，革之时义大矣哉！

《象》曰：泽中有火，革。君子以治历明时。

初九。 巩用黄牛之革。

《象》曰：巩用黄牛，不可以有为也。

六二。 己日乃革之，征吉无咎。

《象》曰：己日革之，行有嘉也。

九三。 征凶，贞厉。革言三就，有孚。

《象》曰：革言三就，又何之矣！

九四。 悔亡，有孚，改命吉。

《象》曰：改命之吉，信志也。

九五。 大人虎变，未占有孚。

《象》曰：大人虎变，其文炳也。

上六。 君子豹变，小人革面，征凶，居贞吉。

《象》曰：君子豹变，其文蔚也；小人革面，顺以从君也。

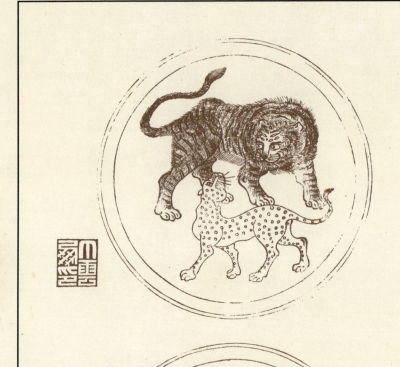

革卦『大人虎变、君子豹变』（明·程大约《程氏墨苑》）

大人虎變
其文炳也
君子豹變
其文蔚也

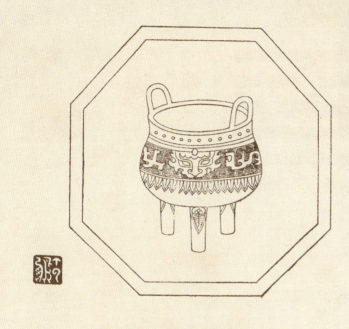

鼎卦「鼎黃耳、鼎玉鉉」（明·程大約《程氏墨苑》）

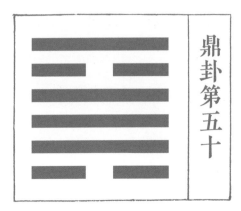

鼎。元吉亨。

《彖》曰：鼎，象也。以木巽火，亨（同"烹"）饪也。圣人亨（同"烹"）以享上帝，而大亨以养圣贤。巽而耳目聪明，柔进而上行，得中而应乎刚，是以元亨。

《象》曰：木上有火，鼎。君子以正位凝命。

初六。 鼎颠趾，利出否(pǐ)，得妾以其子，无咎。

《象》曰：鼎颠趾，未悖也；利出否，以从贵也。

九二。 鼎有实，我仇(qiú)有疾，不我能即，吉。

《象》曰：鼎有实，慎所之也；我仇有疾，终无尤也。

九三。 鼎耳革，其行塞(sè)。雉膏不食，方雨亏(zhì)悔，终吉。

《象》曰：鼎耳革，失其义也。

九四。 鼎折足，覆公𫗧(sù)，其形渥(wò)，凶。

《象》曰：覆公𫗧，信如何也。

六五。 鼎黄耳，金铉(xuàn)，利贞。

《象》曰：鼎黄耳，中以为实也。

上九。 鼎玉铉，大吉，无不利。

《象》曰：玉铉在上，刚柔节也。

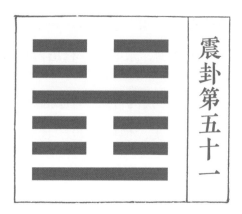

震。亨。震来虩虩(xì)，笑言哑哑(è)，震惊百里，不丧匕鬯(chàng)。

《彖》曰：震，亨。震来虩虩，恐致福也。笑言哑哑，后有则也。震惊百里，惊远而惧迩也。出可以守宗庙社稷，以为祭主也。

《象》曰：洊雷，震。君子以恐惧修省。

初九。震来虩虩，后笑言哑哑，吉。

《象》曰：震来虩虩，恐致福也；笑言哑哑，后有则也。

六二。震来厉，亿丧贝，跻于九陵，勿逐，七日得。

《象》曰：震来厉，乘刚也。

六三。震苏苏，震行无眚。

《象》曰：震苏苏，位不当也。

九四。震遂泥。

《象》曰：震遂泥，未光也。

六五。震往来厉，亿无丧，有事。

《象》曰：震往来厉，危行也；其事在中，大无丧也。

上六。震索索，视矍矍，征凶。震不于其躬，于其邻，无咎，婚媾有言。

《象》曰：震索索，中未得也；虽凶无咎，畏邻戒也。

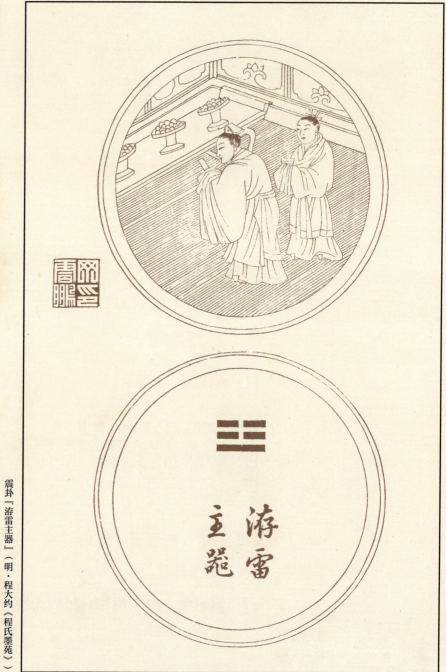

震卦「洊雷主器」（明·程大约《程氏墨苑》）

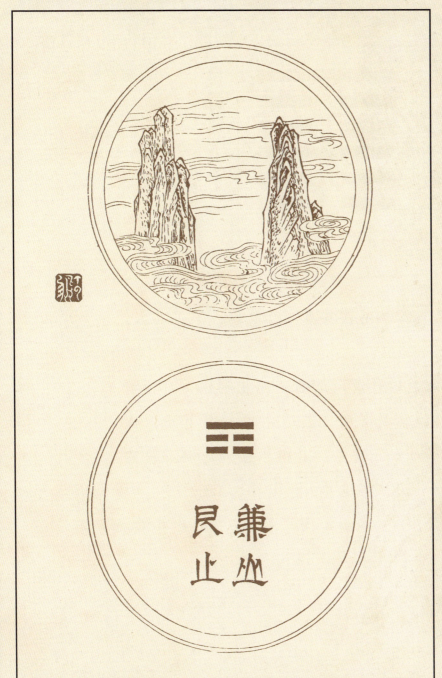

艮卦「兼山艮止」（明·程大约《程氏墨苑》）

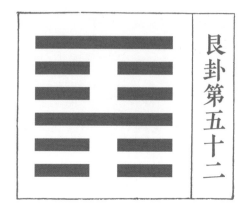

艮卦第五十二

^{gèn}艮其背，不获其身；行其庭，不见其人，无咎。

《彖》曰：艮，止也。时止则止，时行则行，动静不失其时，其道光明。艮其止，止其所也。上下敌应，不相与也，是以不获其身。行其庭，不见其人，无咎也。

《象》曰：兼山，艮。君子以思不出其位。

初六。艮其趾,无咎,利永贞。

《象》曰:艮其趾,未失正也。

六二。艮其腓(féi),不拯其随,其心不快。

《象》曰:不拯其随,未退听也。

九三。艮其限,列其夤(yín),厉熏心。

《象》曰:艮其限,危熏心也。

六四。艮其身,无咎。

《象》曰:艮其身,止诸躬也。

六五。艮其辅,言有序,悔亡。

《象》曰:艮其辅,以中正也。

上九。敦艮,吉。

《象》曰:敦艮之吉,以厚终也。

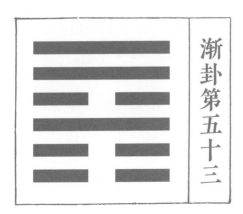

渐卦第五十三

渐。女归吉，利贞。

《彖》曰：渐之进也，女归吉也。进得位，往有功也。进以正，可以正邦也。其位刚得中也，止而巽，动不穷也。

《象》曰：山上有木，渐。君子以居贤德善俗。

初六。 鸿渐于干(gān)，小子厉，有言无咎。

《象》曰：小子之厉，义无咎也。

六二。 鸿渐于磐(pán)，饮食衎衎(kàn)，吉。

《象》曰：饮食衎衎，不素饱也。

九三。 鸿渐于陆，夫征不复，妇孕不育，凶。利御寇。

《象》曰：夫征不复，离群丑也；妇孕不育，失其道也；利用御寇，顺相保也。

六四。 鸿渐于木，或得其桷(jué)，无咎。

《象》曰：或得其桷，顺以巽也。

九五。 鸿渐于陵，妇三岁不孕，终莫之胜，吉。

《象》曰：终莫之胜吉，得所愿也。

上九。 鸿渐于陆，其羽可用为仪，吉。

《象》曰：其羽可用为仪吉，不可乱也。

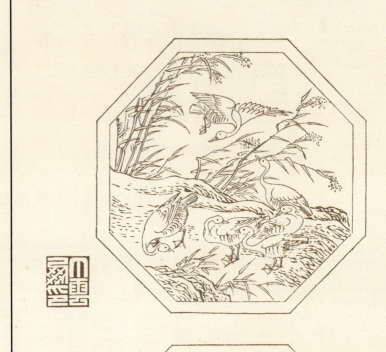

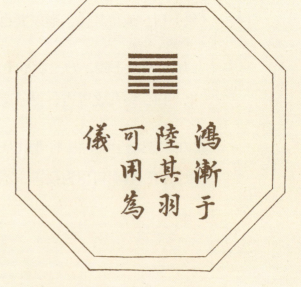

渐卦『鸿渐于陆,其羽可用为仪』(明·程大约《程氏墨苑》)

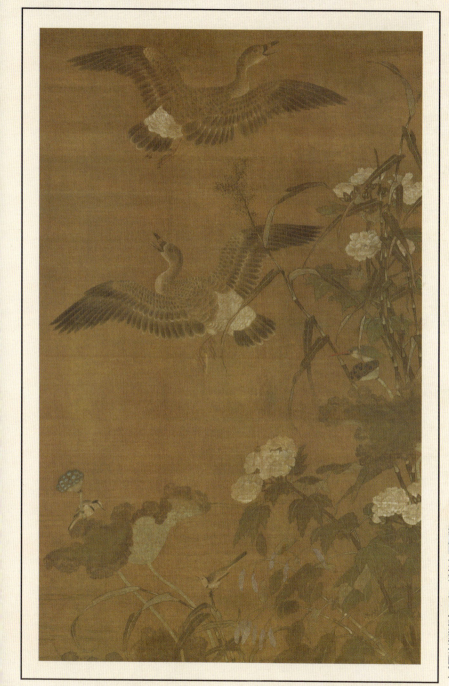

鸿雁图（北宋·崔白《秋蒲蓉宾图》）

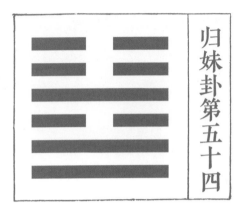

归妹。征凶，无攸利。

《彖》曰：归妹，天地之大义也。天地不交而万物不兴，归妹，人之终始也。说（同"悦"）以动，所归妹也。征凶，位不当也。无攸利，柔乘刚也。

《象》曰：泽上有雷，归妹。君子以永终知敝。

初九。归妹以娣,跛能履,征吉。

《象》曰:归妹以娣,以恒也;跛能履吉,相承也。

九二。眇能视,利幽人之贞。

《象》曰:利幽人之贞,未变常也。

六三。归妹以须,反归以娣。

《象》曰:归妹以须,位未当也。

九四。归妹愆期,迟归有时。

《象》曰:愆期之志,有待而行也。

六五。帝乙归妹,其君之袂不如其娣之袂良。月几望,吉。

《象》曰:帝乙归妹,不如其娣之袂良也;其位在中,以贵行也。

上六。女承筐无实,士刲羊无血,无攸利。

《象》曰:上六无实,承虚筐也。

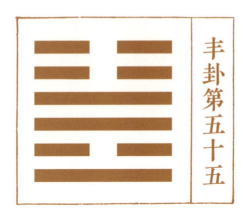

丰。亨。王假(gé)之，勿忧，宜日中。

《彖》曰：丰，大也。明以动，故丰。王假之，尚大也。勿忧宜日中，宜照天下也。日中则昃，月盈则食，天地盈虚，与时消息，而况于人乎？况于鬼神乎？

《象》曰：雷电皆至，丰。君子以折狱致刑。

初九。遇其配主，虽旬无咎，往有尚。

《象》曰：虽旬无咎，过旬灾也。

六二。丰其蔀(bù)，日中见斗(dǒu)，往得疑疾。有孚发若，吉。

《象》曰：有孚发若，信以发志也。

九三。丰其沛(pèi)，日中见沫(mèi)，折其右肱(gōng)，无咎。

《象》曰：丰其沛，不可大事也；折其右肱，终不可用也。

九四。丰其蔀，日中见斗，遇其夷主，吉。

《象》曰：丰其蔀，位不当也；日中见斗，幽不明也；遇其夷主，吉行也。

六五。来章，有庆誉，吉。

《象》曰：六五之吉，有庆也。

上六。丰其屋，蔀其家，窥其户，阒(qù)其无人，三岁不觌，凶。

《象》曰：丰其屋，天际翔也；窥其户，阒其无人，自藏也。

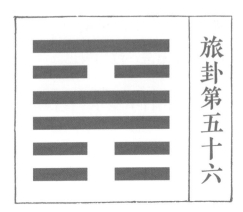

旅。小亨,旅贞吉。

《彖》曰:旅,小亨,柔得中乎外,而顺乎刚,止而丽乎明,是以小亨,旅贞吉也。旅之时义大矣哉!

《象》曰:山上有火,旅。君子以明慎用刑,而不留狱。

初六。 旅琐琐，斯其所取灾。

《象》曰：旅琐琐，志穷灾也。

六二。 旅即次，怀其资，得童仆贞。

《象》曰：得童仆贞，终无尤也。

九三。 旅焚其次，丧其童仆，贞厉。

《象》曰：旅焚其次，亦以伤矣；以旅与下，其义丧也。

九四。 旅于处，得其资斧，我心不快。

《象》曰：旅于处，未得位也；得其资斧，心未快也。

六五。 射雉，一矢亡，终以誉命。

《象》曰：终以誉命，上逮(dài)也。

上九。 鸟焚其巢，旅人先笑后号咷，丧牛于易，凶。

《象》曰：以旅在上，其义焚也；丧牛之凶，终莫之闻也。

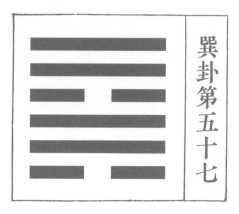

巽。小亨。利有攸往，利见大人。

《彖》曰：重巽以申命，刚巽乎中正而志行。柔皆顺乎刚，是以小亨，利有攸往，利见大人。

《象》曰：随风，巽。君子以申命行事。

初六。 进退，利武人之贞。

《象》曰：进退，志疑也；利武人之贞，志治也。

九二。 巽在床下，用史巫纷若，吉，无咎。

《象》曰：纷若之吉，得中也。

九三。 频巽，吝。

《象》曰：频巽之吝，志穷也。

六四。 悔亡，田获三品。

《象》曰：田获三品，有功也。

九五。 贞吉，悔亡，无不利。无初有终，先庚三日，后庚三日，吉。

《象》曰：九五之吉，位正中也。

上九。 巽在床下，丧其资斧，贞凶。

《象》曰：巽在床下，上穷也；丧其资斧，正乎凶也。

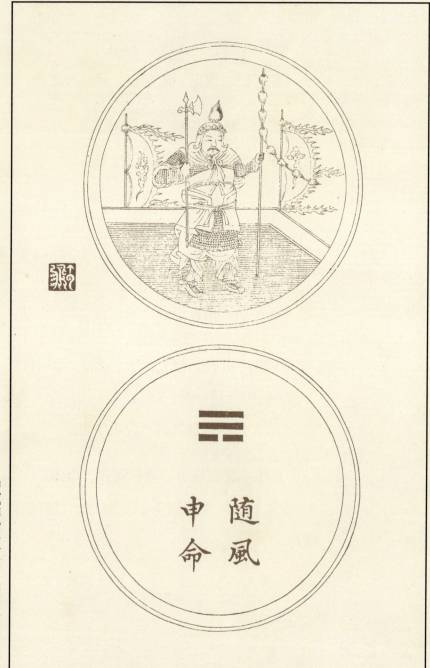

巽卦「随风申命」（明·程大约《程氏墨苑》）

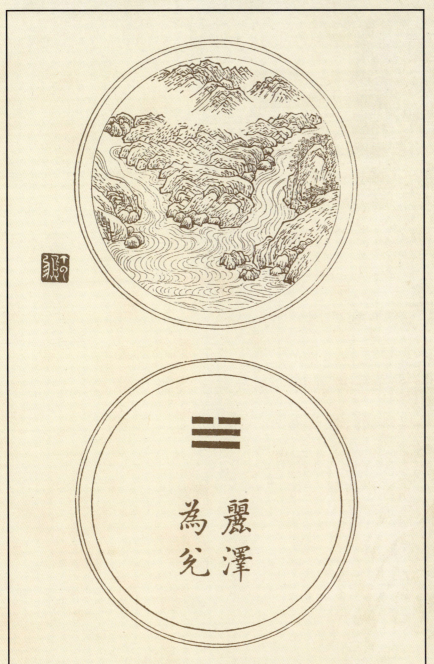

兑卦『丽泽为兑』（明·程大约《程氏墨苑》）

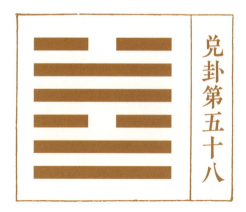

兑卦第五十八

兑。亨,利贞。

《彖》曰:兑,说(同"悦")也。刚中而柔外,说(同"悦")以利贞,是以顺乎天而应乎人。说以先民,民忘其劳;说以犯难,民忘其死。说之大,民劝矣哉!

《象》曰:丽泽,兑。君子以朋友讲习。

初九。和兑，吉。

《象》曰：和兑之吉，行未疑也。

九二。孚兑，吉，悔亡。

《象》曰：孚兑之吉，信志也。

六三。来兑，凶。

《象》曰：来兑之凶，位不当也。

九四。商兑未宁，介疾有喜。

《象》曰：九四之喜，有庆也。

九五。孚于剥，有厉。

《象》曰：孚于剥，位正当也。

上六。引兑。

《象》曰：上六引兑，未光也。

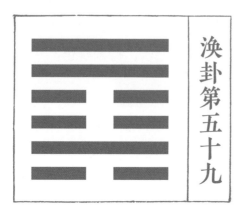

涣。亨。王假有庙，利涉大川，利贞。

《彖》曰：涣，亨。刚来而不穷，柔得位乎外而上同。王假有庙，王乃在中也。利涉大川，乘木有功也。

《象》曰：风行水上，涣。先王以享于帝立庙。

初六。 用拯马壮，吉。

《象》曰：初六之吉，顺也。

九二。 涣奔其机，悔亡。

《象》曰：涣奔其机，得愿也。

六三。 涣其躬，无悔。

《象》曰：涣其躬，志在外也。

六四。 涣其群，元吉。 涣有丘，匪夷所思。

《象》曰：涣其群元吉，光大也。

九五。 涣汗其大号，涣王居，无咎。

《象》曰：王居无咎，正位也。

上九。 涣其血，去逖出，无咎。

《象》曰：涣其血，远害也。

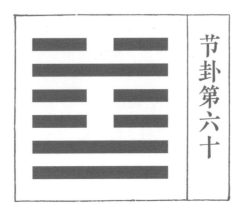

节卦第六十

节。亨。苦节不可贞。

《彖》曰：节亨，刚柔分而刚得中。苦节不可贞，其道穷也。说（同"悦"）以行险，当位以节，中正以通。天地节而四时成，节以制度，不伤财，不害民。

《象》曰：泽上有水，节。君子以制数度，议德行。

初九。不出户庭,无咎。

《象》曰:不出户庭,知通塞也。

九二。不出门庭,凶。

《象》曰:不出门庭凶,失时极也。

六三。不节若,则嗟若,无咎。

《象》曰:不节之嗟,又谁咎也?

六四。安节,亨。

《象》曰:安节之亨,承上道也。

九五。甘节,吉,往有尚。

《象》曰:甘节之吉,居位中也。

上六。苦节,贞凶,悔亡。

《象》曰:苦节贞凶,其道穷也。

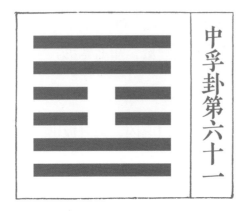

中孚。豚(tún)鱼吉。利涉大川，利贞。

《彖》曰：中孚，柔在内而刚得中。说而巽，孚乃化邦也。豚鱼吉，信及豚鱼也。利涉大川，乘木舟虚也。中孚以利贞，乃应乎天也。

《象》曰：泽上有风，中孚。君子以议狱缓死。

初九。虞吉，有它不燕。

《象》曰：初九虞吉，志未变也。

九二。鹤鸣在阴，其子和之；我有好爵，吾与尔靡之。

《象》曰：其子和之，中心愿也。

六三。得敌，或鼓或罢（pí 同"疲"），或泣或歌。

《象》曰：或鼓或罢，位不当也。

六四。月几望，马匹亡，无咎。

《象》曰：马匹亡，绝类上也。

九五。有孚挛(luán)如，无咎。

《象》曰：有孚挛如，位正当也。

上九。翰音登于天，贞凶。

《象》曰：翰音登于天，何可长也？

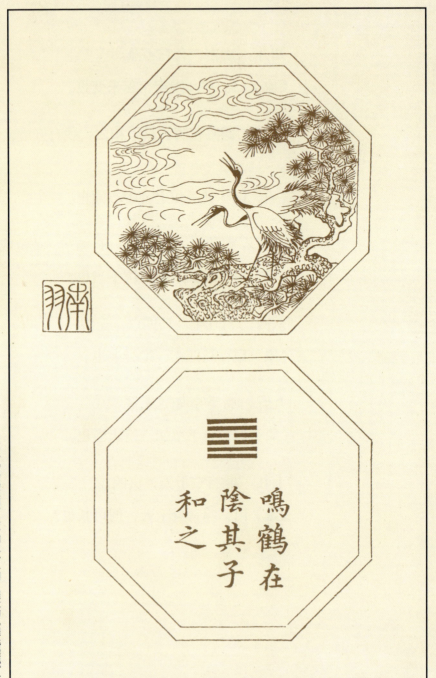

中孚卦『鸣鹤在阴,其子和之』(明·程大约《程氏墨苑》)

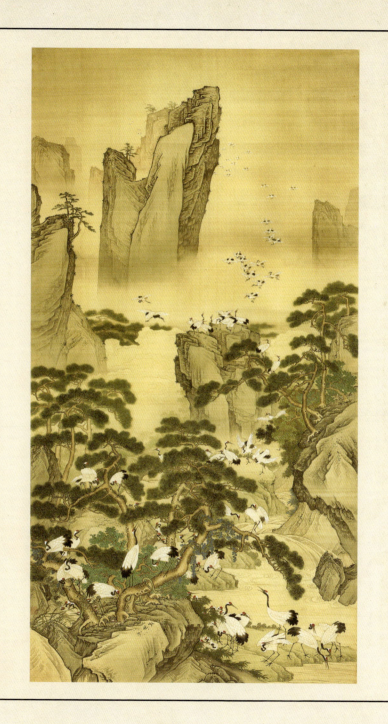

明·吕纪《百鹤图》

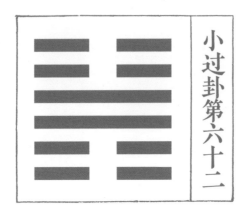

小过。亨，利贞。可小事，不可大事。飞鸟遗之音。不宜上，宜下，大吉。

《彖》曰：小过，小者过而亨也。过以利贞，与时行也。柔得中，是以小事吉也。刚失位而不中，是以不可大事也。有飞鸟之象焉，飞鸟遗之音，不宜上，宜下，大吉，上逆而下顺也。

《象》曰：山上有雷，小过。君子以行过乎恭，丧(sāng)过乎哀，用过乎俭。

初六。飞鸟以凶。

《象》曰：飞鸟以凶，不可如何也。

六二。过其祖，遇其妣(bǐ)；不及其君，遇其臣。无咎。

《象》曰：不及其君，臣不可过也。

九三。弗过防之，从或戕(qiāng)之，凶。

《象》曰：从或戕之，凶如何也。

九四。无咎，弗过遇之，往厉必戒，勿用永贞。

《象》曰：弗过遇之，位不当也；往厉必戒，终不可长也。

六五。密云不雨，自我西郊。公弋(yì)取彼在穴。

《象》曰：密云不雨，已上也。

上六。弗遇过之，飞鸟离之，凶，是谓灾眚。

《象》曰：弗遇过之，已亢也。

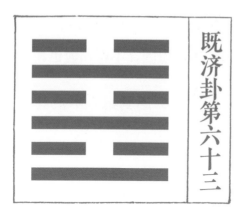

既济。亨小，利贞。初吉，终乱。

《彖》曰：既济亨。小者，亨也。利贞，刚柔正而位当也。初吉，柔得中也。终止则乱，其道穷也。

《象》曰：水在火上，既济。君子以思患而豫防之。

初九。曳其轮，濡其尾，无咎。

《象》曰：曳其轮，义无咎也。

六二。妇丧其茀(fú)，勿逐，七日得。

《象》曰：七日得，以中道也。

九三。高宗伐鬼方，三年克之，小人勿用。

《象》曰：三年克之，惫也。

六四。繻(xū)有衣袽(rú)，终日戒。

《象》曰：终日戒，有所疑也。

九五。东邻杀牛，不如西邻之禴祭，实受其福。

《象》曰：东邻杀牛，不如西邻之时也；实受其福，吉大来也。

上六。濡其首，厉。

《象》曰：濡其首厉，何可久也。

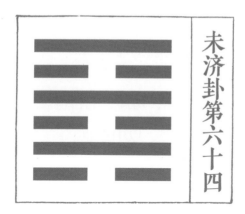

未济。亨，小狐汔济，濡其尾，无攸利。

《彖》曰：未济亨，柔得中也。小狐汔济，未出中也。濡其尾，无攸利，不续终也。虽不当位，刚柔应也。

《象》曰：火在水上，未济。君子以慎辨物居方。

初六。濡其尾，吝。

《象》曰：濡其尾，亦不知极也。

九二。曳其轮，贞吉。

《象》曰：九二贞吉，中以行正也。

六三。未济，征凶，利涉大川。

《象》曰：未济征凶，位不当也。

九四。贞吉，悔亡。震用伐鬼方，三年有赏于大邦。

《象》曰：贞吉悔亡，志行也。

六五。贞吉，无悔。君子之光，有孚，吉。

《象》曰：君子之光，其晖吉也。

上九。有孚于饮酒，无咎。濡其首，有孚失是。

《象》曰：饮酒濡首，亦不知节也。

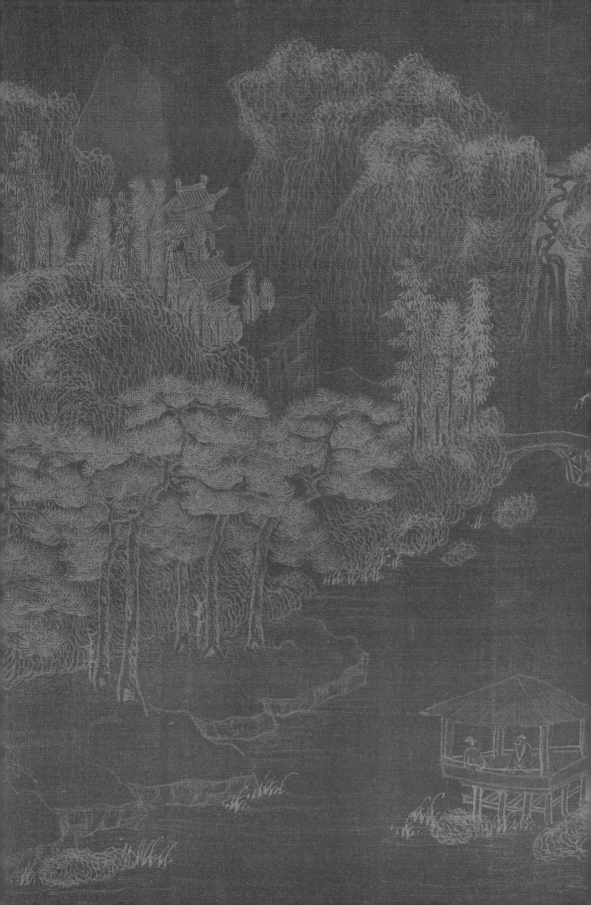

易系辞册

南宋 朱熹

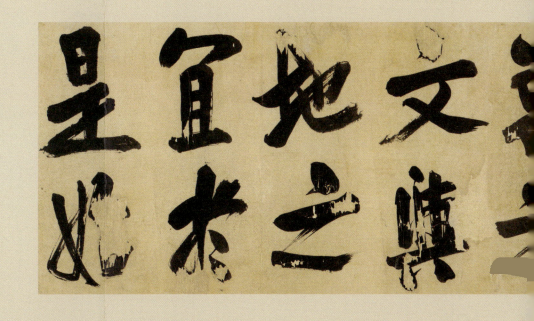

《易》有太极,是生两仪,两仪生四象,四象生八卦,八卦定吉凶,吉凶生大业。

古者包牺氏之王天下也,仰则观象于天,俯则观法于地,观鸟兽之文,与地之宜……于是始作八卦,以通神明之德,以类万物之情。

天地定位,山泽通气,雷风相薄,水火不相射,八卦相错。数往者顺,知来者逆,是故《易》逆数也。

仰觀象則俯觀於天則俯察法地觀鳥獸之文
相得而各有攸敘者順之者知之者逆故

下王民侯古大凶定
也天之義者業生者

火薄風氣澤位地宜
炎水相雷通山定天

易有太極是生兩儀兩儀生四象象生八卦八卦作八卦以通神明之德以類萬物之

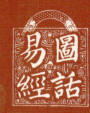

繫辭上傳

系辭上傳

第一章

天尊地卑，乾坤定矣。卑高以陈，贵贱位矣。动静有常，刚柔断矣。方以类聚，物以群分，吉凶生矣。在天成象，在地成形，变化见(xiàn)矣。是故刚柔相摩，八卦相荡。鼓之以雷霆，润之以风雨，日月运行，一寒一暑。乾道成男，坤道成女。乾知大始，坤作成物。乾以易知，坤以简能。易则易知，简则易从。易知则有亲，易从则有功。有亲则可久，有功则可大。可久则贤人之德，可大则贤人之业。易简而天下之理得矣。天下之理得，而成位乎其中矣。

第二章

圣人设卦观象，系辞焉而明吉凶，刚柔相推而生变化。是故吉凶者，失得之象也；悔吝者，忧虞之象也；变化者，进退之象也；刚柔者，昼夜之象也。六爻之动，三极之道也。是故君子所居而安者，《易》之序也；所乐而玩者，爻之辞也。是故君子居则观其象而玩其辞，动则观其变而玩其占。是以自天佑之，吉无不利。

剛柔相摩圖

乾陽居上
坤陰居下
乾自震而左行坤自巽而右行
天左地右
故曰剛柔相摩

剛柔相摩圖（明・吳繼仕《七經圖》）

八卦相盪圖

震盪艮兌
盪坤離盪
巽坎盪乾
八卦往來
迭相推盪
京房日盪
陰入陽盪
陽入陰

八卦相盪圖（明·吳繼仕《七經圖》）

六爻三極

```
                    上 ─────────── 太虛 陰 應三
              天道 ●
                    五 ─────────── 天   陽 應二

                    四 ─────────── 賢人 仁 應初
              人道 ●
                    三 ─────────── 下民 義 應上

                    二 ─────────── 田   柔 應五
              地道 ●
                    初 ─────────── 黃泉 剛 應四
```

六爻三極图（明·吴继仕《七经图》）

三變大成圖

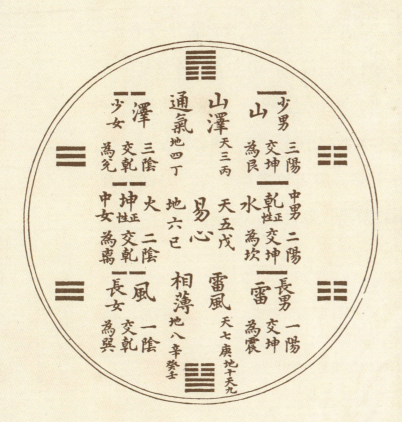

三变大成图（清·郑之侨《六经图》）

第三章

彖者，言乎象者也；爻者，言乎变者也。吉凶者，言乎其失得也；悔吝者，言乎其小疵也。无咎者，善补过者也。是故列贵贱者存乎位，齐小大者存乎卦，辩吉凶者存乎辞，忧悔吝者存乎介，震无咎者存乎悔。是故卦有小大，辞有险易；辞也者，各指其所之。

第四章

《易》与天地准，故能弥纶天地之道。仰以观于天文，俯以察于地理，是故知幽明之故。原始反终，故知死生之说。精气为物，游魂为变，是故知鬼神之情状。与天地相似，故不违。知（同"智"）周乎万物而道济天下，故不过。旁行而不流。乐天知命，故不忧。安土敦乎仁，故能爱。范围天地之化而不过，曲成万物而不遗，通乎昼夜之道而知。故神无方而易无体。

仰觀天文圖

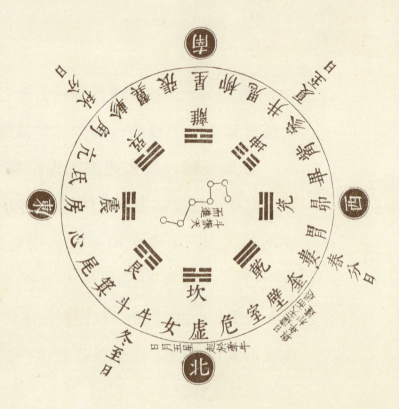

伏羲仰觀天文，以畫八卦，故日月星辰之行度運數，十日四時之屬凡麗於天之文者，八卦无不統之

仰观天文图（明·吴继仕《七经图》）

俯察地理圖

（八卦圖，周圍配以天干地支及九州名）

坤、巽、離、兌、乾、坎、艮、震

伏羲俯察
地理以畫
八卦故四
方九州鳥
獸草木十
二支之屬
凡麗於地
之理者八
卦無不統
之

俯察地理圖（明·吳繼仕《七經圖》）

第五章

　　一阴一阳之谓道，继之者善也，成之者性也。仁者见之谓之仁，知者(zhì)见之谓之知(zhì)，百姓日用而不知，故君子之道鲜矣！显诸仁，藏诸用，鼓万物而不与圣人同忧，盛德大业至矣哉！富有之谓大业，日新之谓盛德。生生之谓易，成象之谓乾，效法之谓坤，极数知来之谓占，通变之谓事，阴阳不测之谓神。

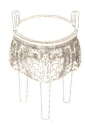

第六章

　　夫《易》广矣大矣,以言乎远则不御,以言乎迩则静而正,以言乎天地之间则备矣。夫乾,其静也专,其动也直,是以大生焉。夫坤,其静也翕(xī),其动也辟,是以广生焉。广大配天地,变通配四时,阴阳之义配日月,易简之善配至德。

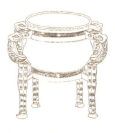

第七章

子曰:《易》其至矣乎!夫《易》,圣人所以崇德而广业也。知崇礼卑,崇效天,卑法地。天地设位,而《易》行乎其中矣。成性存存,道义之门。

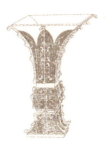

第八章

圣人有以见天下之赜(zé)，而拟诸其形容，象其物宜，是故谓之象。

圣人有以见天下之动，而观其会通，以行其典礼，系辞焉以断其吉凶，是故谓之爻。

言天下之至赜而不可恶也，言天下之至动而不可乱也。拟之而后言，议之而后动，拟议以成其变化。

"鸣鹤在阴，其子和之；我有好爵，吾与尔靡之。"子曰："君子居其室，出其言善，则千里之外应之，况其迩者乎？居其室，出其言不善，则千里之外违之，况其迩者乎？言出乎身，加乎民；行发乎迩，见乎远。言行，君子之枢机。枢机之发，荣辱之主也。言行，君子之所以动天地也，可不慎乎？"

"同人，先号咷（táo）而后笑。"子曰："君子之道，或出或处，或默或语。二人同心，其利断金，同心之言，其臭如兰。"

"初六，藉用白茅，无咎。"子曰："苟错（同'措'）诸地而可矣，藉之用茅，何咎之有？慎之至也。夫茅之为物薄，而用可重也。慎斯术也以往，其无所失矣。"

"劳谦，君子有终吉。"子曰："劳而不伐，有功而不德，厚之至也。语以其功下人者也。德言盛，礼言恭，谦也者，致恭以存其位者也。"

"亢龙有悔。"子曰："贵而无位，高而无民，贤人在下位而无辅，是以动而有悔也。"

"不出户庭，无咎。"子曰："乱之所生也，则言语以为阶。君不密则失臣，臣不密则失身，几事不密则害成。是以君子慎密而不出也。"

子曰："作《易》者，其知盗乎？《易》曰：'负且乘，致寇至。'负也者，小人之事也；乘也者，君子之器也。小人而乘君子之器，盗思夺之矣；上慢下暴，盗思伐之矣。慢藏诲盗，冶容诲淫。《易》曰：'负且乘，致寇至。'盗之招也。"

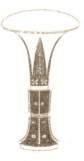

第九章

　　天一，地二，天三，地四，天五，地六，天七，地八，天九，地十。天数五，地数五。五位相得而各有合，天数二十有五，地数三十，凡天地之数五十有五，此所以成变化而行鬼神也。

　　大衍之数五十，其用四十有九。分而为二以象两，挂一以象三，揲(shé)之以四以象四时，归奇于扐(lè)以象闰；五岁再闰，故再扐而后挂。

　　乾之策二百一十有六，坤之策百四十有四，凡三百六十，当期之日。二篇之策，万有一千五百二十，当万物之数也。是故四营而成易，十有八变而成卦。

八卦而小成，引而伸之，触类而长之，天下之能事毕矣。显道神德行，是故可与酬酢，可与佑神矣。子曰："知变化之道者，其知神之所为乎。"

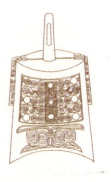

第十章

　　《易》有圣人之道四焉：以言者尚其辞，以动者尚其变，以制器者尚其象，以卜筮尚其占。是以君子将有为也，将有行也，问焉而以言，其受命也如响。无有远近幽深，遂知来物。非天下之至精，其孰能与于此？参伍以变，错综其数。通其变，遂成天地之文；极其数，遂定天下之象。非天下之至变，其孰能与于此？《易》无思也，无为也，寂然不动，感而遂通天下之故。非天下之至神，其孰能与于此？

　　夫《易》，圣人之所以极深而研几也。唯深也，故能通天下之志；唯几也，故能成天下之务；唯神也，故不疾而速，不行而至。子曰"《易》有圣人之道四焉"者，此之谓也。

第十一章

子曰:"夫《易》,何为者也?夫《易》,开物成务,冒天下之道,如斯而已者也。"是故圣人以通天下之志,以定天下之业,以断天下之疑。是故蓍(shī)之德圆而神,卦之德方以知,六爻之义易以贡。圣人以此洗心,退藏于密,吉凶与民同患。神以知来,知以藏往,其孰能与(yù)于此哉?古之聪明睿知(同"智")神武而不杀者夫(fú)。

是以明于天之道,而察于民之故,是兴神物以前民用。圣人以此齐戒,以神明其德夫。

是故阖(hé)户谓之坤,辟户谓之乾,一阖一辟谓之变,往来不穷谓之通。见(xiàn)乃谓之象,形乃谓之器，制而用之谓之法，利用出入，民咸用之谓之神。

是故《易》有太极，是生两仪，两仪生四象，四象生八卦，八卦定吉凶，吉凶生大业。

是故法象莫大乎天地，变通莫大乎四时，县（同"悬"）象著明莫大乎日月。崇高莫大乎富贵，备物致用，立成器以为天下利，莫大乎圣人。探赜索隐，钩深致远，以定天下之吉凶，成天下之亹亹者，莫大乎蓍龟。

是故天生神物，圣人则之。天地变化，圣人效之。天垂象，见吉凶，圣人象之。河出图，洛出书，圣人则之。

《易》有四象，所以示也。系辞焉，所以告也。定之以吉凶，所以断也。

易有太極圖

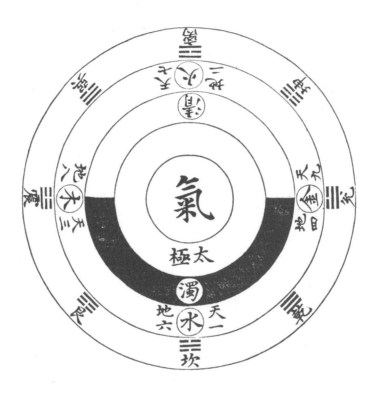

太極未有象數惟一氣耳一氣既分輕清者上為天重濁者下為地太極既生兩儀也兩儀既分則金木水火四方之位列兩儀生四象也水數六居坎而生乾金數九居兌而生坤火數七居離而生巽木數八居震而生艮四象生八卦也

易有太極圖（清·鄭之僑《六經圖》）

第十二章

《易》曰："自天佑之，吉无不利。"子曰："佑者，助也。天之所助者顺也，人之所助者信也。履信思乎顺，又以尚贤也。是以'自天佑之，吉无不利'也。"

子曰："书不尽言，言不尽意。然则圣人之意，其不可见乎。"子曰："圣人立象以尽意，设卦以尽情伪，系辞焉以尽其言，变而通之以尽利，鼓之舞之以尽神。"

乾坤，其易之缊(yùn yé)邪？乾坤成列，而易立乎其中矣。乾坤毁，则无以见易。易不可见，则乾坤或几乎息矣。是故形而上者谓之道，形而下者谓之器。化而裁之谓之变，推而行之谓之通，举而错之天下之民，谓之事业。

是故夫象圣人有以见天下之赜，而拟诸其形容，象其物宜，是故谓之象。圣人有以见天下之动，而观其会通。以行其典礼，系辞焉以断其吉凶，是故谓之爻。极天下之赜者存乎卦，鼓天下之动者存乎辞，化而裁之存乎变，推而行之存乎通，神而明之存乎其人，默而成之，不言而信，存乎德行。

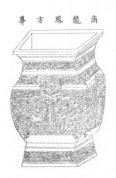

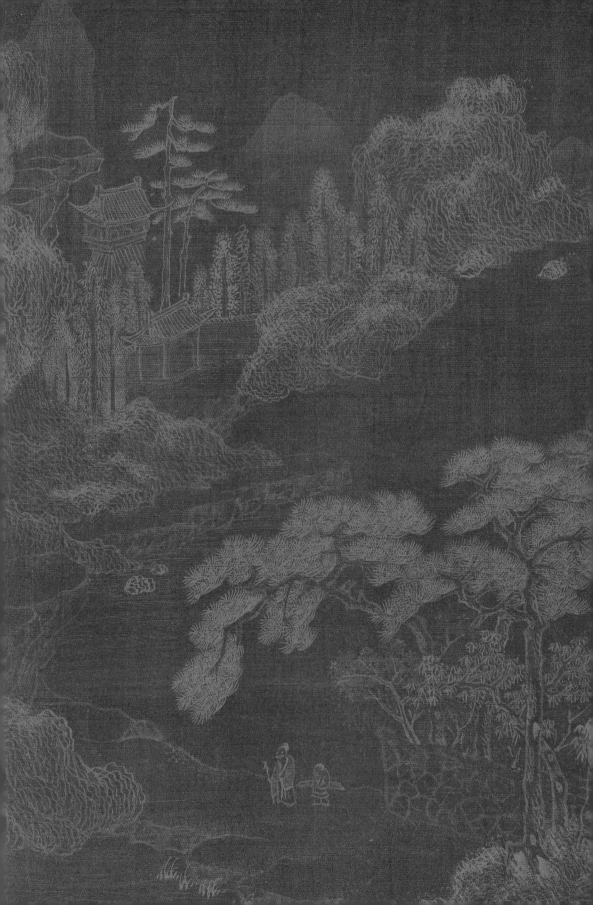

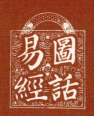

繫辭下傳

系辭下傳

第一章

八卦成列，象在其中矣。因而重之，爻在其中矣。刚柔相推，变在其中矣。系辞焉而命之，动在其中矣。吉凶悔吝者，生乎动者也。刚柔者，立本者也。变通者，趋时者也。吉凶者，贞胜者也。天地之道，贞观者也。日月之道，贞明者也。天下之动，贞夫一者也。

夫乾，确然示人易矣。夫坤，隤然(tuí)示人简矣。爻也者，效此者也。象也者，像此者也。爻象动乎内，吉凶见乎外，功业见乎变，圣人之情见乎辞。天地之大德曰生，圣人之大宝曰位。何以守位曰仁，何以聚人曰财。理财正辞，禁民为非曰义。

第二章

古者包牺氏之王天下也，仰则观象于天，俯则观法于地，观鸟兽之文，与地之宜。近取诸身，远取诸物，于是始作八卦，以通神明之德，以类万物之情。

作结绳而为罔（同"网"）罟（gǔ），以佃（同"畋"）以渔，盖取诸离。

包牺氏没（mò），神农氏作，斫（zhuó）木为耜（sì），揉木为耒（lěi），耒耨（nòu）之利，以教天下，盖取诸益。

日中为市，致天下之民，聚天下之货，交易而退，各得其所，盖取诸噬嗑（hé）。

神农氏没，黄帝、尧、舜氏作，通其变，

使民不倦，神而化之，使民宜之。易穷则变，变则通，通则久，是以自天佑之，吉无不利。黄帝、尧、舜垂衣裳而天下治，盖取诸乾坤。

刳(kū)木为舟，剡(yǎn)木为楫，舟楫之利以济不通。致远以利天下，盖取诸涣。

服牛乘马，引重致远，以利天下，盖取诸随。

重门击柝(tuò)，以待暴客，盖取诸豫。

断木为杵(chǔ)，掘地为臼(jiù)，臼杵之利，万民以济，盖取诸小过。

弦木为弧，剡木为矢，弧矢之利，以威天下，盖取诸睽。

上古穴居而野处，后世圣人，易之以宫室，上栋下宇，以待风雨，盖取诸大壮。

古之葬者，厚衣之以薪，葬之中野，不封不树，丧期无数，后世圣人，易之以棺椁，盖取诸大过。

上古结绳而治，后世圣人易之以书契，百官以治，万民以察，盖取诸夬。

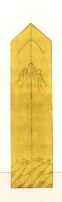

第三章

是故易者,象也。象也者,像也。彖者,材也。爻也者,效天下之动者也。是故吉凶生而悔吝著也。

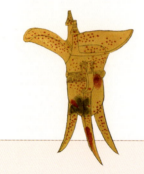

第四章

阳卦多阴,阴卦多阳,其故何也?阳卦奇,阴卦偶,其德行何也?阳一君而二民,君子之道也;阴二君而一民,小人之道也。

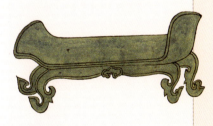

第五章

　　《易》曰："憧(chōng)憧往来，朋从尔思。"子曰："天下何思何虑？天下同归而殊涂，一致而百虑，天下何思何虑？日往则月来，月往则日来，日月相推而明生焉。寒往则暑来，暑往则寒来，寒暑相推而岁成焉。往者屈也，来者信也，屈信相感而利生焉。尺蠖(huò)之屈，以求信(同'伸')也；龙蛇之蛰(zhé)，以存身(shēn)也。精义入神，以致用也；利用安身，以崇德也。过此以往，未之或知也；穷神知化，德之盛也。"

　　《易》曰："困于石，据于蒺藜；入于其宫，不见其妻，凶。"子曰："非所困而困焉，名必辱；非所据而据焉，身必危。既辱且危，死期将至，妻其可得而见耶？"

《易》曰："公用射隼(sǔn)于高墉之上，获之，无不利。"子曰："隼者，禽也；弓矢者，器也；射之者，人也。君子藏器于身，待时而动，何不利之有？动而不括，是以出而有获，语成器而动者也。"

子曰："小人不耻不仁，不畏不义，不见利不劝，不威不惩。小惩而大诫，此小人之福也。《易》曰：'履校灭趾，无咎。'此之谓也。"

"善不积不足以成名，恶不积不足以灭身。小人以小善为无益而弗为也，以小恶为无伤而弗去也，故恶积而不可掩，罪大而不可解。《易》曰：'何校灭耳，凶。'"

子曰："危者，安其位者也；亡者，保其存者也；乱者，有其治者也。是故君子安而不忘危，存而不忘亡，治而不忘乱，是以身安而国家可保也。《易》曰：'其亡其亡，系于苞桑。'"

子曰:"德薄而位尊,知小而谋大,力小而任重,鲜不及矣。《易》曰:'鼎折足,覆公𫞩,其形渥,凶。'言不胜其任也。"

子曰:"知几(jī)其神乎?君子上交不谄(chǎn),下交不渎,其知几乎?几者,动之微,吉之先见者也。君子见几而作,不俟(sì)终日。《易》曰:'介于石,不终日,贞吉。'介如石焉,宁用终日,断可识矣。君子知微知彰,知柔知刚,万夫之望。"

子曰:"颜氏之子其殆(dài)庶几乎?有不善未尝不知,知之未尝复行也。《易》曰:'不远复,无祗悔,元吉。'"

"天地絪(yīn)缊(yūn),万物化醇。男女构精,万物化生。《易》曰:'三人行,则损一人;一人行,则得其友。'言致一也。"

子曰:"君子安其身而后动,易其心而后语,定其交而后求。君子修此三者,故全也。危以动,则民不与也;惧以语,则民不应也;无交而求,则民不与也;莫之与,则伤之者至矣。《易》曰:'莫益之,或击之,立心勿恒,凶。'"

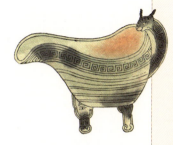

第六章

子曰:"乾坤,其《易》之门邪(yé)?"乾,阳物也;坤,阴物也。阴阳合德而刚柔有体,以体天地之撰,以通神明之德。其称名也,杂而不越,于稽其类,其衰世之意邪(yé)?

夫《易》,彰往而察来,而微显阐幽。开而当名辨物,正言断辞,则备矣。其称名也小,其取类也大,其旨远,其辞文,其言曲而中,其事肆而隐。因贰以济民行,以明失得之报。

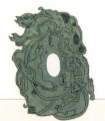

第七章

《易》之兴也，其于中古乎？作《易》者，其有忧患乎？是故履，德之基也；谦，德之柄也；复，德之本也；恒，德之固也；损，德之修也；益，德之裕也；困，德之辨也；井，德之地也；巽，德之制也。履，和而至；谦，尊而光；复，小而辨于物；恒，杂而不厌；损，先难而后易；益，长裕而不设；困，穷而通；井，居其所而迁；巽，称而隐。履以和行，谦以制礼，复以自知，恒以一德，损以远害，益以兴利，困以寡怨，井以辨义，巽以行权。

第八章

《易》之为书也不可远，为道也屡迁。变动不居，周流六虚，上下无常，刚柔相易，不可为典要，唯变所适。其出入以度，外内使知惧。又明于忧患与故，无有师保，如临父母。初率其辞而揆(kuí)其方，既有典常。苟非其人，道不虚行。

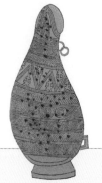

第九章

《易》之为书也，原始要终以为质也。六爻相杂，唯其时物也。其初难知，其上易知，本末也。初辞拟之，卒成之终。若夫杂物撰德，辨是与非，则非其中爻不备。噫！亦要存亡吉凶，则居可知矣。知者观其彖辞，则思过半矣。

二与四，同功而异位，其善不同。二多誉，四多惧，近也。柔之为道，不利远者，其要无咎，其用柔中也。三与五，同功而异位，三多凶，五多功，贵贱之等也。其柔危，其刚胜邪？

第十章

《易》之为书也，广大悉备，有天道焉，有人道焉，有地道焉。兼三才而两之，故六。六者，非它也，三才之道也。道有变动，故曰爻。爻有等，故曰物。物相杂，故曰文。文不当，故吉凶生焉。

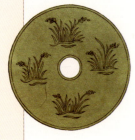

第十一章

《易》之兴也,其当殷之末世,周之盛德邪(yé)?当文王与纣之事邪(yé)?是故其辞危。危者使平,易者使倾。其道甚大,百物不废。惧以终始,其要无咎,此之谓《易》之道也。

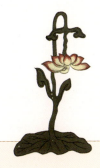

第十二章

夫乾，天下之至健也，德行恒易以知险。夫坤，天下之至顺也，德行恒简以知阻。能说（同"悦"）诸心，能研诸侯之虑，定天下之吉凶，成天下之亹亹者。

是故变化云为，吉事有祥，象事知器，占事知来。天地设位，圣人成能。人谋鬼谋，百姓与(yù)能。

八卦以象告，爻象以情言，刚柔杂居而吉凶可见矣。变动以利言，吉凶以情迁。是以爱恶相攻而吉凶生，远近相取而悔吝生，情伪相感而利害生。

凡《易》之情，近而不相得则凶，或害

之，悔且吝。

将叛者其辞惭，中心疑者其辞枝，吉人之辞寡，躁人之辞多，诬善之人其辞游，失其守者其辞屈。

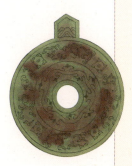

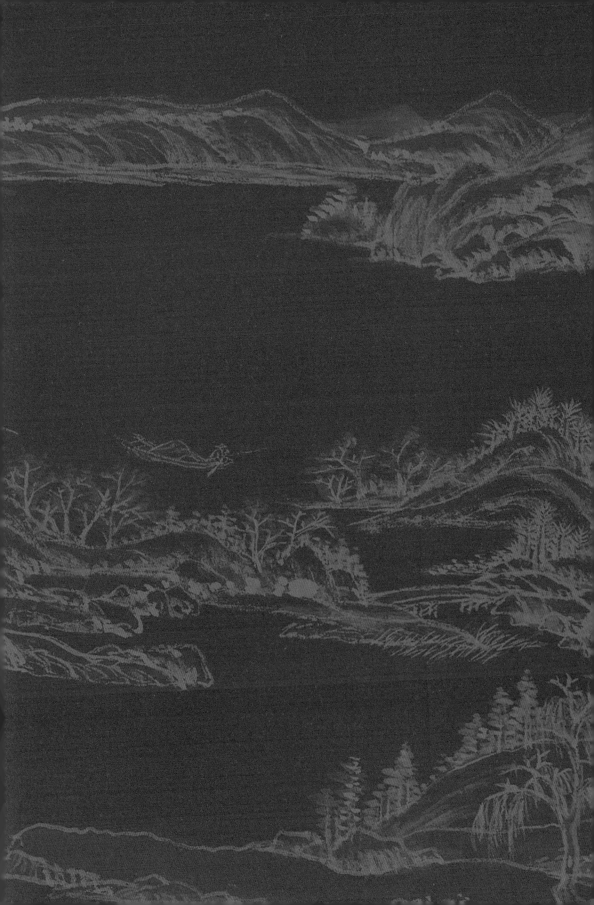

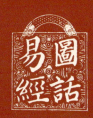

说卦传

說卦傳

第一章

昔者圣人之作《易》也，幽赞于神明而生蓍，参天两地而倚数，观变于阴阳而立卦，发挥于刚柔而生爻，和顺于道德而理于义，穷理尽性以至于命也。

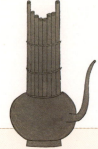

第二章

昔者圣人之作《易》也，将以顺性命之理。是以立天之道曰阴与阳，立地之道曰柔与刚，立人之道曰仁与义。兼三才而两之，故《易》六画而成卦。分阴分阳，迭用柔刚，故《易》六位而成章。

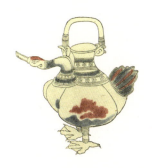

第三章

天地定位,山泽通气,雷风相薄,水火不相射,八卦相错。数往者顺,知来者逆,是故《易》逆数也。

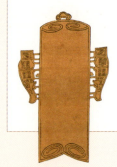

第四章

雷以动之，风以散之，雨以润之，日以烜之，艮以止之，兑以说（同"悦"）之，乾以君之，坤以藏之。
_{xuǎn}

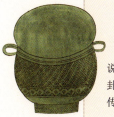

第五章

帝出乎震，齐乎巽，相见乎离，致役乎坤，说（同"悦"）言乎兑，战乎乾，劳乎坎，成言乎艮。万物出乎震，震东方也。齐乎巽，巽东南也，齐也者，言万物之洁齐也。离也者，明也，万物皆相见，南方之卦也。圣人南面而听天下，向明而治，盖取诸此也。坤也者，地也，万物皆致养焉，故曰"致役乎坤"。兑，正秋也，万物之所说（同"悦"）也，故曰"说言乎兑"。战乎乾，乾，西北之卦也，言阴阳相薄也。坎者，水也，正北方之卦也，劳卦也，万物之所归也，故曰"劳乎坎"。艮，东北之卦也，万物之所成终而所成始也，故曰"成言乎艮"。

第六章

　　神也者，妙万物而为言者也。动万物者莫疾乎雷，桡万物者莫疾乎风，燥万物者莫熯(hàn)乎火，说(同"悦")万物者莫说(同"悦")乎泽，润万物者莫润乎水，终万物始万物者莫盛乎艮。故水火相逮(dài)，雷风不相悖，山泽通气，然后能变化，既成万物也。

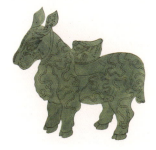

第七章

乾,健也;坤,顺也;震,动也;巽,入也;坎,陷也;离,丽也;艮,止也;兑,说(同"悦")也。

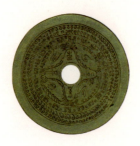

第八章

乾为马，坤为牛，震为龙，巽为鸡，坎为豕，离为雉，艮为狗，兑为羊。

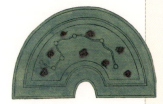

第九章

乾为首,坤为腹,震为足,巽为股,坎为耳,离为目,艮为手,兑为口。

第十章

　　乾，天也，故称乎父。坤，地也，故称乎母。震，一索而得男，故谓之长男。巽，一索而得女，故谓之长女。坎，再索而得男，故谓之中男。离，再索而得女，故谓之中女。艮，三索而得男，故谓之少男。兑，三索而得女，故谓之少女。

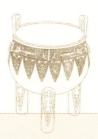

六子圖

乾下交坤　一索　坤上交乾　成震長男　一索　成巽長女

乾下交坤　再索　坤上交乾　成坎中男　再索　成離中女

乾下交坤　三索　坤上交乾　成艮少男　三索　成兌少女

乾坤生六子圖（明·吳繼仕《七經圖》）

重易六爻圖

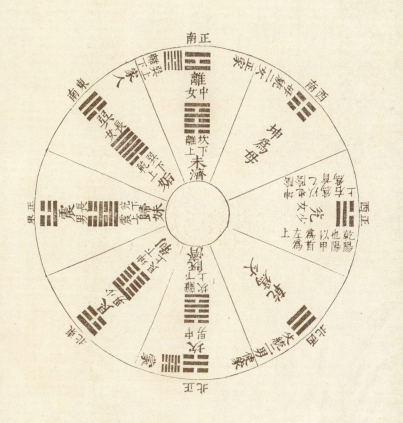

重易六爻图（明·吴继仕《七经图》）

第十一章

乾为天，为圚(yuán)，为君，为父，为玉，为金，为寒，为冰，为大赤，为良马，为老马，为瘠(jí)马，为驳马，为木果。

坤为地，为母，为布，为釜，为吝啬，为均，为子母牛，为大舆，为文，为众，为柄，其于地也为黑。

震为雷，为龙，为玄黄，为旉(fū)，为大涂，为长子，为决躁，为苍筤(láng)竹，为萑(huán)苇；其于马也为善鸣，为馵(zhù)足，为作足，为的颡(dí sǎng)；其于稼也，为反生；其究为健，为蕃(fān)鲜。

巽为木，为风，为长女，为绳直，为工，为白，为长，为高，为进退，为不果，为臭(xiù)，其于人也为寡发，为广颡，为多白眼，为近利市三倍；其究为躁卦。

坎为水，为沟渎，为隐伏，为矫揉，为弓轮。其于人也，为加忧，为心病，为耳痛，为血卦，为赤。其于马也，为美脊，为亟心，为下首，为薄蹄，为曳。其于舆也，为多眚，为通，为月，为盗。其于木也，为坚多心。

离为火，为日，为电，为中女，为甲胄，为戈兵。其于人也，为大腹，为乾卦，为鳖，为蟹，为蠃(luǒ)，为蚌(bàng)，为龟。其于木也，为科上槁(gǎo)。

艮为山，为径路，为小石，为门阙(què)，为果蓏(luǒ)，为阍(hūn)寺，为指，为狗，为鼠，为黔喙(huì)之属。其于木也，为坚多节。

兑为泽，为少女，为巫，为口舌，为毁折，为附决。其于地也，为刚卤，为妾，为羊。

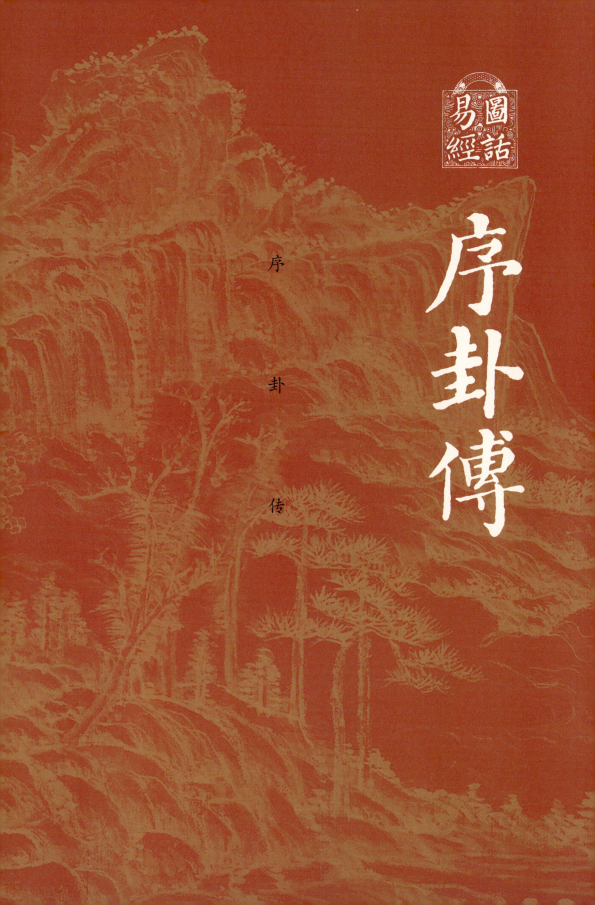

易經圖話

序卦傳

有天地然后万物生焉，盈天地之间者唯万物，故受之以屯。屯者，盈也。屯者，物之始生也。物生必蒙，故受之以蒙。蒙者，蒙也，物之稚也。物稚不可不养也，故受之以需。需者，饮食之道也。饮食必有讼，故受之以讼。讼必有众起，故受之以师。师者，众也；众必有所比，故受之以比。比者，比也。比必有所畜，故受之以小畜。物畜然后有礼，故受之以履。履而泰然后安，故受之以泰。泰者，通也。物不可以终通，故受之以否。物不可以终否，故受之以同人。与人同者，物必归焉，故受之以大有。有大者，不可以盈，故受之以谦。有大而能谦必豫，故受之以豫。豫必有随，故受之以随。以喜随人者必有事，故受之以蛊。蛊者，事也。有事而后可大，故受之以临。临者，大也。物大然后可观，故受之以观。可观而后有所合，故受之以噬嗑。嗑者，合也。物不可以苟合而已，故受之以贲。贲者，饰也。致饰然后亨，则尽矣，故受之以剥。剥者，剥也，物不可以终剥，剥穷上反下，故受之以复。复则不妄矣，故受之以无妄。有无妄然后可畜，故受之以大畜。物畜然后可养，故受之以颐。颐者，养也。不养则不可动，故受之以大过。物不可以终过，故受之以坎。坎者，陷也。陷必有所丽，故受之以离。离者，丽也。

有天地，然后有万物，有万物然后有男女，有男女然后有夫妇，有夫妇然后有父子，有父子然后有君臣，有君臣然后有上下，有上下然后礼义有所错。夫妇之道不可以不久也，故受之以恒。恒者，久也。物不可以久居其所，故受之以遁。遁者，退也。物不可以终遁，故受之以大壮。物不可以终壮，故受之以晋。晋者，进也。进必有所伤，故受之以明夷。夷者，伤也。伤于外者必反于家，故受之以家人。家道穷必乖，故受之以睽。睽者，乖也。乖必有难，故受之以蹇。蹇者，难(nàn)也。物不可以终难，故受之以解。解者，缓也。缓必有所失，故受之以损。损而不已必益，故受之以益。益而不已必决，故受之以夬。夬者，决也。决必有所遇，故受之以姤。姤者，遇也。物相遇而后聚，故受之以萃。萃者，聚也。聚而上者谓之升，故受之以升。升而不已必困，故受之以困。困乎上者必反下，故受之以井。井道不可不革，故受之以革。革物者莫若鼎，故受之以鼎。主器者莫若长子，故受之以震。震者，动也。物不可以终动，止之，故受之以艮。艮者，止也。物不可以终止，故受之以渐。渐者，进也。进必有所归，故受之以归妹。得其所归者必大，故受之以丰。丰者，大也。穷大者必失其居，故受之以旅。旅而无所容,故受之以巽。巽者,入也。入而后说之,故受之以兑。兑者,说(同"悦")也。说而后散之,故受之以涣。涣者,离也。物不可以终离,故受之以节。节而信之,故受之以中孚。有其信者必行之,故受之以小过。有过物者必济,故受之以既济。物不可穷也,故受之以未济终焉。

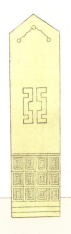

序卦圖

上經三十

乾 坤 屯 蒙 需 訟 師 比 小畜 履
泰 否 同人 大有 謙 豫 隨 蠱 臨 觀
噬嗑 賁 剝 復 无妄 大畜 頤 大過 坎 離

下經三十四

咸 恆 遯 大壯 晉 明夷 家人 睽 蹇 解
損 益 夬 姤 萃 升 困 井 革 鼎
震 艮 漸 歸妹 豐 旅 巽 兌 渙 節
中孚 小過 既濟 未濟

序卦圖（明·吳繼仕《七經圖》）

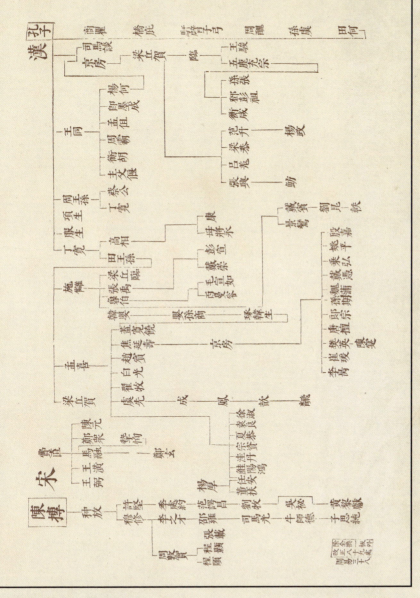

古今易学传授图（明·吴继仕《七经图》）

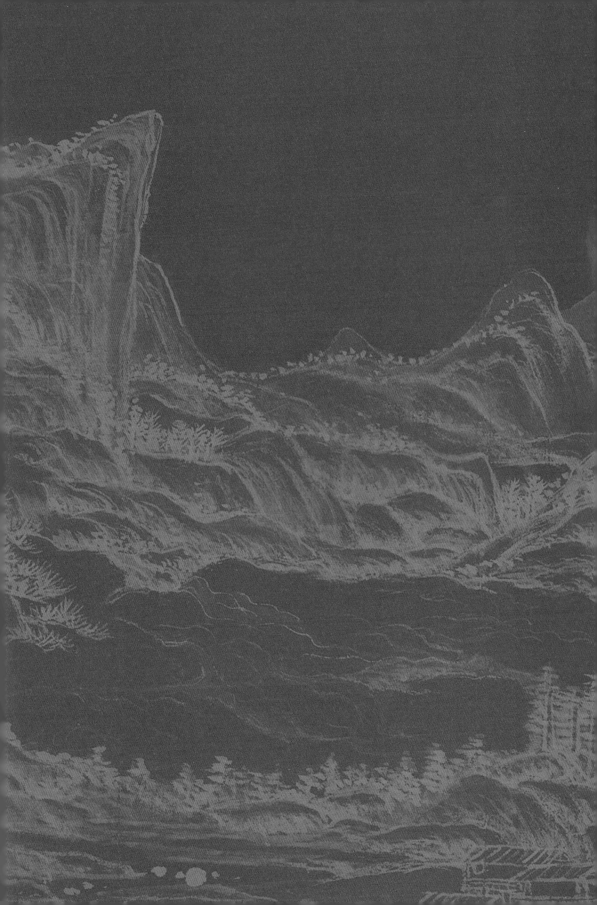

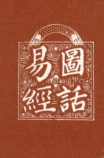

雜卦傳

杂卦传

乾刚坤柔。比乐师忧。临观之义，或与或求。屯见而不失其居，蒙杂而著。震，起也；艮，止也。损益，盛衰之始也。大畜，时也；无妄，灾也。萃聚而升不来也。谦轻而豫怠也。噬嗑，食也；贲，无色也。兑见而巽伏也。随，无故也；蛊，则饬(chi)也。剥，烂也；复，反也。晋，昼也；明夷，诛也。井通而困相遇也。咸，速也；恒，久也。涣，离也；节，止也。解，缓也；蹇，难也。睽，外也；家人，内也。否泰，反其类也。大壮则止，遁则退也。大有，众也；同人，亲也。革，去故也；鼎，取新也。小过，过也；中孚，信也。丰，多故也；亲寡，旅也。离上而坎下也。小畜，寡也；履，不处也。需，不进也；讼，不亲也。大过，颠也。姤，遇也，柔遇刚也。渐，女归待男行也。颐，养正也。既济，定也。归妹，女之终也。未济，男之穷也。夬，决也，刚决柔也，君子道长，小人道忧也。